U0311108

编委会

主　编　杨朝湘

副主编　韩鹏慧

编　者　(以姓氏笔画为序)

王　霞　广东省妇幼保健院

江肖松　广东省妇幼保健院

杨朝湘　广东省妇幼保健院

陈凤英　佛山市妇幼保健院

陈文俊　广东省妇幼保健院

陈园园　广东省妇幼保健院

唐　雯　广东省妇幼保健院

黄　煌　广东省妇幼保健院

韩鹏慧　广东省妇幼保健院

胎儿中枢神经系统MRI诊断手册

杨朝湘　主编

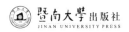

暨南大学出版社
JINAN UNIVERSITY PRESS

中国·广州

图书在版编目（CIP）数据

胎儿中枢神经系统 MRI 诊断手册/杨朝湘主编 . —广州：暨南大学出版社，2019.10
ISBN 978 - 7 - 5668 - 2705 - 0

Ⅰ. ①胎…　Ⅱ. ①杨…　Ⅲ. ①胎儿疾病—中枢神经系统疾病—核磁共振成像—诊断学—手册　Ⅳ. ①R714. 530. 4 - 62

中国版本图书馆 CIP 数据核字（2019）第 180314 号

胎儿中枢神经系统 MRI 诊断手册
TAIER ZHONGSHU SHENJING XITONG MRI ZHENDUAN SHOUCE
主　编：杨朝湘

出 版 人：徐义雄
责任编辑：曾鑫华　高　婷
责任校对：王莎莎
责任印制：汤慧君　周一丹

出版发行：暨南大学出版社（510630）
电　　话：总编室（8620）85221601
　　　　　营销部（8620）85225284　85228291　85228292（邮购）
传　　真：（8620）85221583（办公室）　85223774（营销部）
网　　址：http://www.jnupress.com
排　　版：广州市天河星辰文化发展部照排中心
印　　刷：广东信源彩色印务有限公司
开　　本：850mm×1168mm　1/32
印　　张：7.75
字　　数：214 千
版　　次：2019 年 10 月第 1 版
印　　次：2019 年 10 月第 1 次
定　　价：48.00 元

序　言

胎儿磁共振检查是在 20 世纪 80 年代中期出现，到 90 年代中期国外开始应用于胎儿临床检查。国内则是在本世纪前期，开始用 1.5T 磁共振设备将胎儿磁共振作为临床实用检查项目开展。中国的国情对胎儿影像学检查具有更高的要求，同时胎儿影像学检查也承担了更大的压力，但这也促进了胎儿磁共振的普及，因此胎儿磁共振是最近几年磁共振各个分支专业中增长最快的专业之一。

"健康中国"是中国的重要国策之一，母婴健康则是健康中国中非常重要的一环。长期以来，胎儿影像学只使用胎儿超声一种手段，如今胎儿磁共振作为胎儿畸形的新兴影像检查手段，已经在胎儿畸形诊断中显示出了独特的优势。胎儿磁共振视野大，软组织对比分辨率高，不受母体情况影响（如孕妇过于肥胖、子宫肌瘤、羊水过少和多胎等可能导致超声不能清晰显示胎儿结构改变），经常能提供超声没有发现或不能完全确定的胎儿诊断信息。磁共振的空间、对比分辨率高，可用多种序列来确定病变的性质且不受孕晚期胎儿颅骨的影响等，使其在胎儿神经系统检查中得到最充分的体现。

胎儿磁共振是放射学的一个重要分支。胎儿无论在病种分布、检查技术、注意事项上，还是在诊断要点上均与儿童和成人有相当程度的不同，医生需要具备的知识结构也有相当的不同。国内关于胎儿磁共振的专著比较少，虽然近年来情况有所改善，但与儿童和成人相比，数量仍然很少，不能完全满足广大胎儿磁共振工作者的需要。故本书的出版可为国内广大胎儿磁共振工作者提供学习资料。

杨朝湘主任近年来一直致力于胎儿磁共振的临床诊断和研究工作，经过多年的积累，编写了本书。本书填补了胎儿磁共振专著方面的空白，全书图文并茂、病种齐全、内容详细、分析合理、重点突出，很多病例都有完整的随访资料，所提供和引用的文献资料也都很新，很有参考价值。相信本书不仅对国内广大从事胎儿磁共振工作的放射科医师来说非常实用，对从事母胎医学工作的其他专业的人员也具有很好的参考价值。

朱 铭

2019 年 7 月

前　言

　　产前 MRI 发展至今，已成为产前诊断中不可或缺的重要一环，尤其是在胎儿中枢神经系统诊断上，MRI 凭借其高软组织分辨率、大视野和可同时清楚观察胎儿颅脑两侧结构的优势，成为产前超声筛查的重要补充。国内外的研究已反复表明，MRI 能够发现许多超声未能探知的胎儿颅脑异常，尤其是胎儿大脑实质结构、皮质发育和后颅窝的异常，从而影响和改变了产前诊断结论，使产前咨询、管理和决策更为合理。

　　广东省妇幼保健院放射科自 2013 年 4 月始进行产前 MRI 检查与诊断工作，至今已经历六个春秋，检查例数逾 8 300 例，其中胎儿颅脑 MRI 检查超过 5 000 例，积累了比较丰富的病例资料和一定的诊断经验。考虑到近年来国内许多医院正陆续开展产前 MRI 检查，且一般都是先开展胎儿颅脑 MRI 检查。开展之初难免缺乏经验，需要以正常胎儿颅脑影像解剖、病例介绍及 MRI 图片为主要内容的手册性质的书籍备于案头。为此，我们撷取了工作中的许多典型病例，并汇集了佛山市妇幼保健院和上海市儿童医学中心的部分精彩病例，编写了本书。

　　本书的编写和出版得到了广东省妇幼保健院、佛山市妇幼保健院、上海市儿童医学中心和暨南大学出版社等单位的大力支持。曾鑫华编辑在本书的策划和编写过程中，给予了热心的帮助和指导。上海市儿童医学中心的董素贞老师也为本书的编写提供了无私的帮助，在此一并表示最衷心的感谢。

需要特别提及的是，我国著名的放射学家、德高望重的朱铭教授欣然为本书作序，对本书的编写给予了肯定和鼓励。对此，本书的全体编写人员谨向朱教授致以最崇高的敬意和谢意。

限于我们的学识和能力，书中难免存在不当，甚至错误之处，敬请各位读者批评指正。

杨朝湘

广东省妇幼保健院

2019 年 7 月

目　录

上编　胎儿中枢神经系统的发育与 MRI 影像解剖

下编　胎儿中枢神经系统疾病 MRI 诊断

上编 胎儿中枢神经系统的发育与 MRI 影像解剖

第一章　幕上脑室系统和透明隔

第一节　发　育

一、幕上脑室系统

脑室系统源自胚胎期原始神经管管腔。在胚胎第 4 周末，原始神经管头端演化为前脑泡、中脑泡和菱脑泡三个连续的原始脑泡。在胚胎第 5 周，前脑泡分化为左右两个端脑泡和下方的间脑泡，其脑泡腔最终发育为幕上的双侧侧脑室和第三脑室。侧脑室脉络丛是由脑室旁的血管结构经脑室壁生长入脑室后发育而来。

二、透明隔

透明隔约形成于孕 12～14 周，位于双侧侧脑室前部与胼胝体膝部和嘴部之间。最初的透明隔由并列的两层膜状小叶构成，其间存在一个含液的腔隙，即透明隔间腔。透明隔间腔上接胼胝体体部，前接胼胝体膝部，下接胼胝体嘴部与前连合，后接穹窿。

透明隔间腔一般于孕 19～27 周随着脑中线结构的发育而逐渐增宽、变长，至孕 28 周不再增大，其宽度一般为 2～10 mm。之后，透明隔间腔由后向前开始闭合，至孕 37 周到生后 6 个月完全消失，呈一层膜状透明隔结构，将双侧侧脑室隔开。少数情况下，透明隔间腔可持续存在到成人期；个别情况下，透明隔间腔异常宽大似囊性占位。

第二节 MRI 影像解剖

孕 16 周前，双侧侧脑室仅见较圆的前角、体部和三角区。孕 17 周后，随着枕叶和颞叶的发育，侧脑室后角和颞角出现；之后，随着胼胝体和脑室旁结构的发育，双侧侧脑室逐渐变窄，侧脑室前角由圆钝变为两面内凹的形态。双侧侧脑室前角之间可见透明隔间腔，在轴位和冠状位上呈三角形或细条形（见图 1-1）。

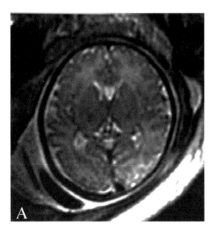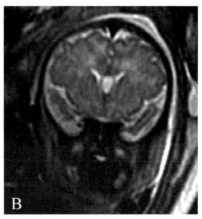

图 1-1 透明隔间腔

注：双侧侧脑室前角之间可见呈三角形的透明隔间腔。A 为轴位；B 为冠状位。

虽然侧脑室的形态随着脑的发育而逐渐变窄，但侧脑室三角区的宽度相对变化较小。其正常值应在 10 mm 以内，均值为 6~7 mm。

侧脑室宽度可在轴位和冠状位上测量。轴位应在丘脑层面测侧脑室三角区处宽度（见图 1-2A）。冠状位应平行于脑干，在可见脉络丛的三角区层面上测量，测量线垂直于三角区长轴（见图 1-2B）。

产前 MRI 测量结果会与产前超声测量结果存在 1～2 mm 的偏差。一般在 MRI 冠状位上所测结果会更接近产前超声所测。

第三脑室宽度在胎儿脑发育过程中变化不大。正常值应小于 4 mm。

在整个胎儿期，双侧侧脑室和第三脑室的轮廓应始终保持光滑，当出现波浪状或不规则改变时，要注意异常的可能。

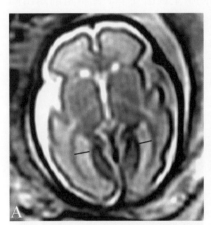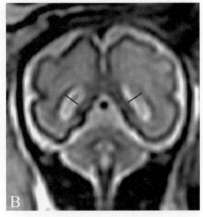

图 1－2　侧脑室宽度测量

注：A 为轴位；B 为冠状位。

第二章　大脑实质

第一节　发　育

一、生发基质

胚胎初期的原始脑泡表面仅有单层神经上皮细胞，在胚胎第 5 周分化成两层，其中浅层为前皮质板（preplate），深层为室区（ventricular zone）。室区即为最初的生发基质（germinal matrix），由此增殖产生神经元并移行至前皮质板。室区在孕 7 周时，分化出室下区（subventricular zone），为继发的生发基质。在约孕 15 周之后，神经元增殖主要由室下区来完成。而室区在约孕 27 周时完全转化为室管膜细胞。

室下区分为内侧和外侧两部分，其中内侧主要结构为神经节隆起（ganglionic eminence），是继发性生发基质的主要结构形式。神经节隆起又分成内侧、外侧和尾侧三部分。其中，内侧神经节隆起源自间脑，位于苍白球水平面上，邻近第三脑室；外侧神经节隆起源自端脑，位于侧脑室前角旁；尾侧神经节隆起则沿侧脑室后角和颞角分布。内侧及外侧神经节隆起增殖的神经元移行形成大脑皮质和基底节核团。尾侧神经节隆起及少部分内侧神经节隆起参与形成海马和杏仁核。丘脑的神经元则分别来自内侧、外侧和尾侧神经节隆起。神经节隆起在孕 34～36 周时退化为室管膜下层。但仍有少量多能神经干细胞沿侧脑室壁分布，直至成人期。

二、大脑皮质

胚胎第 8 周初，前皮质板分化为皮质板（cortical plate）和皮质板下区（subplate zone）。皮质板下区是脑发育过程中的暂时性结构，其在孕 27 ~ 29 周时最厚，孕 32 ~ 34 周时消失，其功能至今仍不完全清楚。

大脑皮质的发育就是生发基质不断增殖生成神经元并移行至皮质板，再经过重组逐渐发育成熟的过程。神经元移行分放射状和切线状两种形式。移行主要发生于孕 8 ~ 24 周。最初移行至皮质板的神经元位于其深层，后续者则进至其浅层。至孕 24 周，神经元移行基本结束。从孕 24 周至胎儿足月，脑皮质发育主要是神经组织结构重组，最终形成 6 层结构。

三、海马和杏仁核

颞叶海马皮质的发育与大脑皮质相同，只是发育过程中的皮质板下区相对要薄些。

海马沟在约孕 10 周时即已出现，其最初较宽且垂直，但随着海马皮质的发育逐渐变细且水平。到孕 18 ~ 24 周，海马呈 C 形，而海马沟已变得不明显。杏仁核位于海马的前方，其发育亦源自神经节隆起生成的神经元的移行。

四、脑白质

在孕 8 周时，于皮质板下区和室区之间逐渐形成中间层（intermediate layer），即胎儿期脑白质。到孕 13 ~ 20 周时，中间层明显增宽，其内分布有不成熟的胶质细胞和正在移行的神经元。

脑白质髓鞘化最早始于孕 12 ~ 13 周的脊髓，之后是脑干和脑。

脑白质髓鞘化进程遵循由下向上、由中央向外周，感觉神经先于运动神经，投射纤维先于联络纤维的规律。

第二节　MRI 影像解剖

孕 20 周前，在产前 MRI 上，大脑主要呈三层结构，由深到浅分别为生发基质层、中间层（脑白质层）和脑皮质层。T2WI 上中间层呈相对高信号，另外两层均呈低信号。T1WI 和 DWI 上，生发基质层和脑皮质层呈高信号，中间层则呈低信号。

这一时期的生发基质层较厚，尤以位于尾状核丘脑间沟处的生发基质及沿侧脑室后角和颞角外缘分布的生发基质（神经节隆起）为著。在 T2WI 上呈较宽的低信号带，在 DWI 上呈高信号，注意不要将此误诊为脑出血。另外，需注意的是，生发基质低信号带应是光滑的带状，不应呈结节状。

孕 18 周时，T2WI 冠状位上已可于颞叶内侧见呈 C 形低信号的海马结构。

孕 21～29 周，这一时期在 T2WI 上胎儿大脑可以观察到 5 层结构，自深至浅，分别为生发基质层（见图 2-1）、脑室旁富神经纤维区、中间层、皮质板下区和脑皮质层，对应低—高—低—高—低的信号（见图 2-2）。中间层在这一时期因移行中的细胞含量增高而在 T2WI 上呈相对低信号。皮质板下区在此期变厚而明显，因含丰富的亲水性细胞外基质而含水量较高，故在 T2WI 上呈高信号，在 T1WI 和 DWI 上呈低信号。

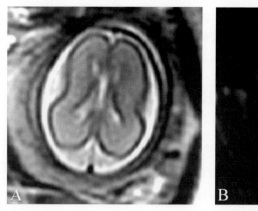
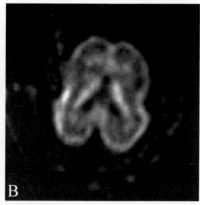

图 2-1　生发基质

注：孕 24 周，沿双侧侧脑室旁可见细条形生发基质。A 为在 T2WI 上呈低信号；B 为在 DWI 上呈高信号。

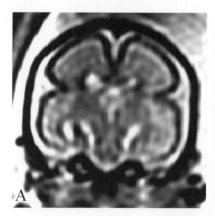
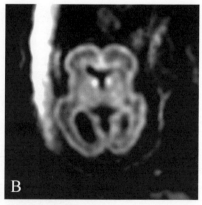

图 2-2　中孕期胎儿大脑 MRI 的分层表现

注：孕 26 周，大脑自深至浅分成高低信号相间的 5 层结构。A 为 T2WI 冠状位，B 为 DWI 序列轴位。

在孕 27 周前，苍白球和丘脑在 T1WI 和 T2WI 上呈与脑白质和内囊相等的信号。孕 28 周后，苍白球和丘脑在 T1WI 上呈高信号，在 T2WI 上呈低信号。壳核和尾状核则直至孕 34 周，均在 T1WI 上呈与内囊相等的信号，在 T2WI 上呈高信号。之后，其信号渐与苍白球和丘脑相同。而未髓鞘化的内囊则在 T1WI 上呈低信号，在 T2WI 上呈高信号。

孕 22～24 周，颞叶内侧可见海马沟，呈水平走向。前期由于海马皮质的边缘层较厚，且富含亲水性细胞外基质，因此在 T2WI 上呈相对高信号带。但随着孕龄的增加和体积的增大，海马又逐渐变为均匀的 T2 低信号，海马沟则逐渐变小。于侧脑室颞角和海马的前方已可见 T2 低信号杏仁核，其信号在整个妊娠期无明显变化。

孕 30 周至胎儿足月，随着室下区/室区、生发层基质、皮质板下区内亲水性细胞外基质的减少和消失，以及中间层内细胞移行的结束，在产前 MRI 上，胎儿大脑的 5 层结构变得模糊并逐渐消失。到孕 33 周时，仅在尾状核丘脑间沟、侧脑室颞角上部及后角外侧见少量残余的低信号生发基质层（见图 2-3）。因此，在产前 MRI 上除仍存有生发基质的部位呈 3 层结构外，大部分大脑区域仅呈皮质和白质两层结构。其中，脑白质因不存在移行细胞，在 T2WI 上信号升高，在 T1WI 上信号则降低，厚度较前明显增大。

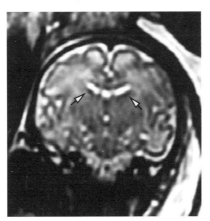

图 2-3 神经节隆起

注：孕 33 周，T2WI 冠状位示双侧尾状核丘脑间沟处呈低信号的神经节隆起（箭示）。

　　随着髓鞘的发育，以及胆固醇和糖脂含量的增加，脑白质逐渐髓鞘化。孕 32 周时，脑干和中脑背侧已先行髓鞘化，在 T1WI 上呈高信号。孕 35 周时，内囊后肢完成髓鞘化，在 T1WI 上呈高信号。随后，距状沟旁及中央沟旁也渐见髓鞘化信号改变。至胎儿足月时，内囊后肢在 T2WI 上的信号也开始降低。

第三章　大脑沟裂

第一节　发　育

胎儿大脑皮质会随孕龄的增长而由平滑变得有褶皱，并逐渐形成复杂的脑沟裂和脑回，其形成机制至今仍不完全清楚。脑沟裂的形成有一定的规律，75% 的胎儿会按规律在一定的孕龄形成特定的脑裂和脑沟。少部分胎儿脑沟裂的发育可能延迟一到两周。

两侧大脑半球脑沟的发育可以是非对称的，如右侧颞上沟的形成一般要先于左侧。

随着最初形成的脑沟（一级脑沟）的不断增深折曲，到晚孕期时会不断形成一些分支（二级脑沟）。到胎儿足月时，二级脑沟又开始进一步分化出各自的分支（三级脑沟），使脑皮质表面变得更为错综复杂。

第二节　MRI 影像解剖

产前 MRI 能良好显示胎儿脑沟裂的发育情况，是其相比于产前超声最突出的优势之一，也是产前 MRI 评估胎儿孕龄一个非常重要的方式。

孕 14～15 周，产前 MRI 仅可见大脑半球间裂。孕 16 周时，外侧裂开始出现，最初的外侧裂仅为大脑前外侧表面的一个浅凹。自孕 17~21 周，双侧外侧裂逐渐增深而变得明显，成为 MRI 判断孕龄和皮质发育情况的一个重要影像解剖标志。

孕 22~23 周，顶枕沟出现，以矢状位观察为佳。这期间，外侧裂形态已由弧形逐渐变为梯形。

孕 24~25 周，距状沟和扣带沟出现，均以冠状位观察为佳，亦可在中央旁矢状层面上观察到。

孕 26 周，呈浅凹状的中央沟开始出现，以矢状位和轴位观察为佳。同期在 MRI 冠状位上，于颞叶下部出现侧副沟。

孕 27 周，中央前沟及颞上沟出现。另于矢状位上，于扣带沟后部见其边缘沟分支形成。

孕 28 周，中央后沟及顶内沟出现，以矢状位和冠状位观察为佳。

孕 29 周，额上沟和额下沟出现，以冠状位观察为佳。

孕 30~32 周，中央沟内端已接近半球间裂。一些早期出现的一级脑沟已逐渐分出二级脑沟。

孕 33~34 周，颞下沟及位于颞下沟和侧副沟之间的枕颞沟出现。至孕 34 周，所有的一级脑沟及大部分二级脑沟均已出现。孕 35 周至胎儿足月，三级脑沟开始出现。

产前 MRI 上若发现脑沟的发育与孕龄不符，如果不足孕 25 周，应建议 3~4 周后复查，以明确是否存在发育异常。而到了孕 26~28 周，产前 MRI 已至少可以明确是否存在无脑回畸形这一最为严重的皮质发育异常。孕 20~38 周正常胎儿大脑沟裂发育的 MRI 参照图，如图 3-1 至图 3-7 所示：

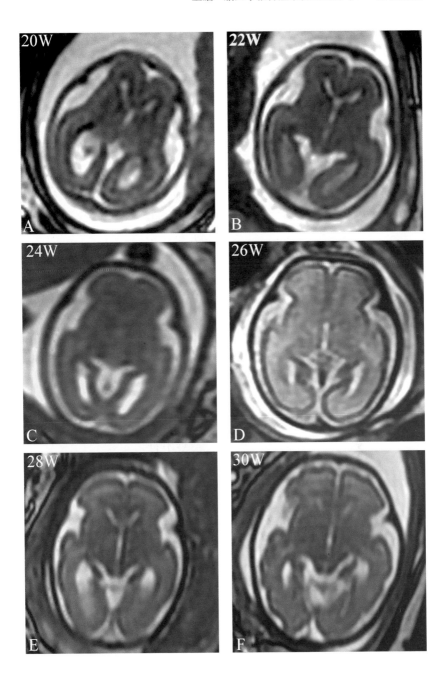

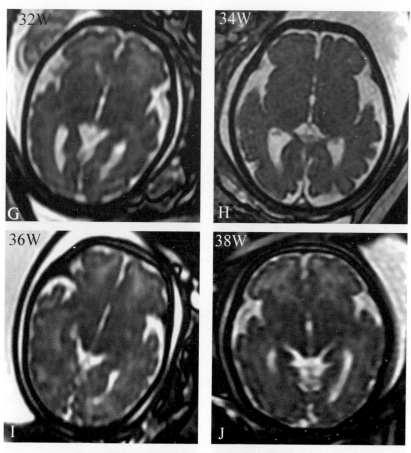

图 3 - 1　胎儿正常脑沟裂发育（轴位）

　　注：A—J 图为孕 20～38 周胎儿颅脑轴位外侧裂层面。注意外侧裂随孕周增长的形态变化。

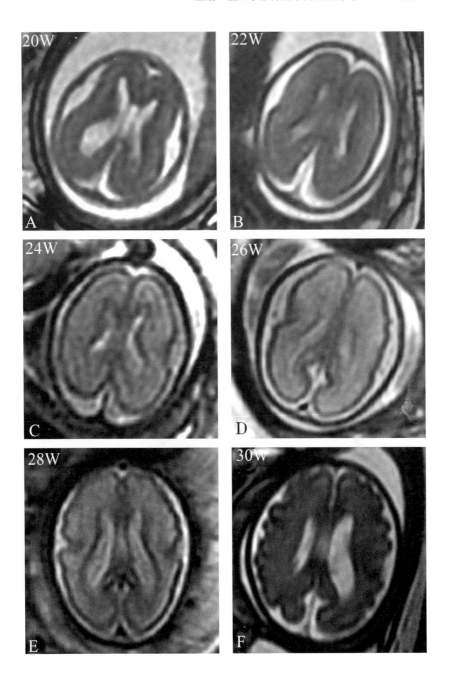

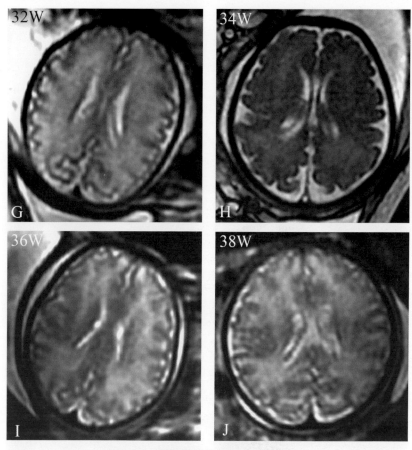

图 3 - 2　胎儿正常脑沟裂发育（轴位）

　　注：A—J 图为孕 20~38 周胎儿颅脑轴位侧脑室层面。大脑表面脑沟数量随孕周增长而不断增多。

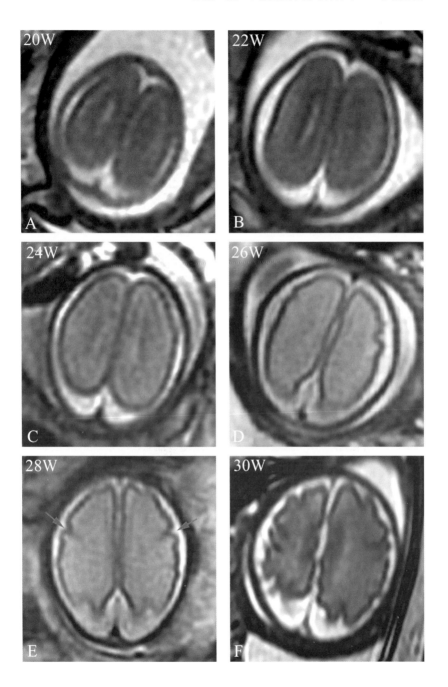

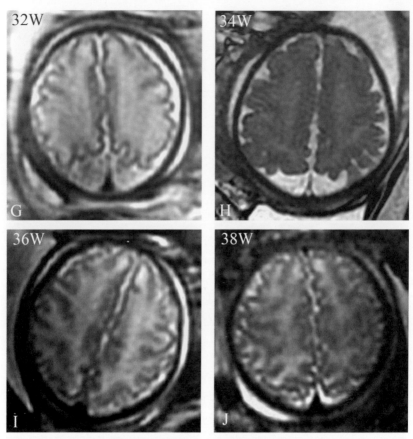

图 3 - 3　胎儿正常脑沟裂发育（轴位）

注：A—J 图为孕 20 ~ 38 周胎儿颅脑轴位顶叶层面。E 图箭示中央沟。

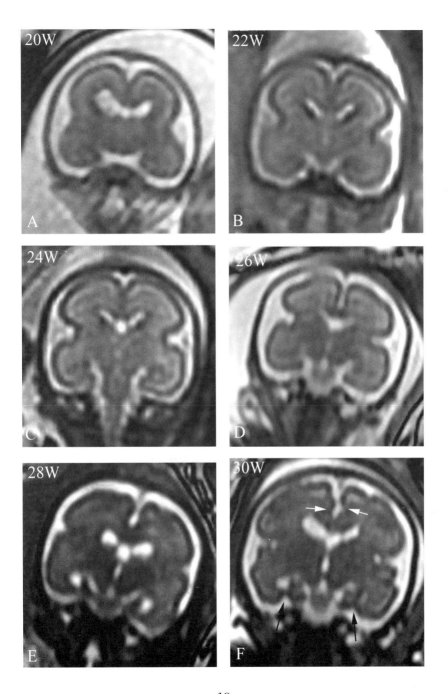

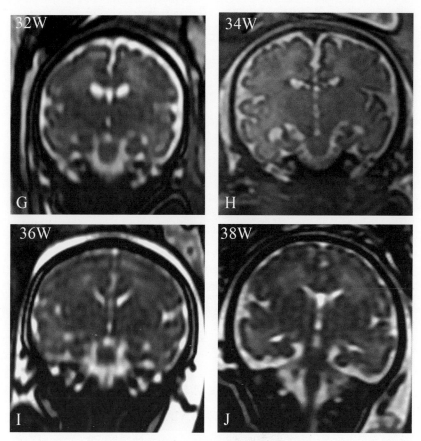

图 3 - 4　胎儿正常脑沟裂发育（冠状位）

注：A—J 图为孕 20 ~ 38 周胎儿颅脑冠状位海马层面。F 图白箭示扣带沟；黑箭示侧副沟。

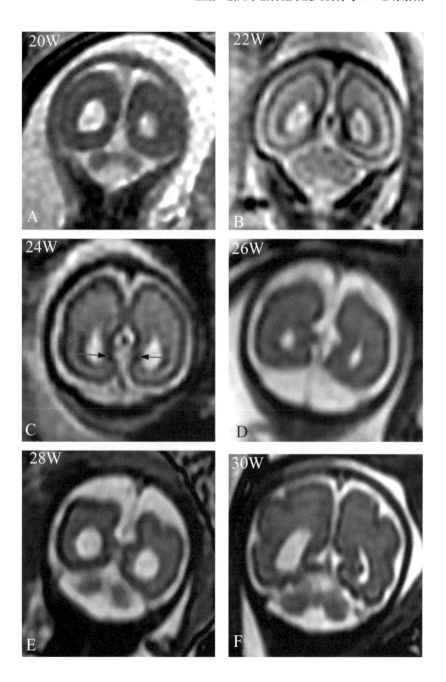

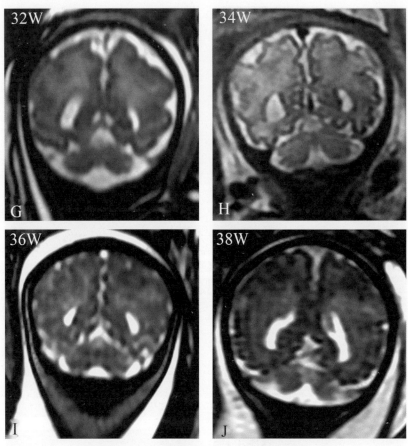

图 3 – 5　胎儿正常脑沟裂发育（冠状位）

注：A—J 图为孕 20～38 周胎儿颅脑冠状位侧脑室后角层面。C 图箭示距状沟。

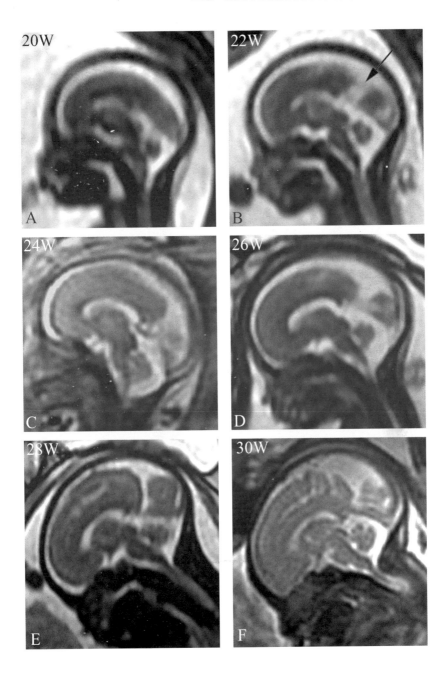

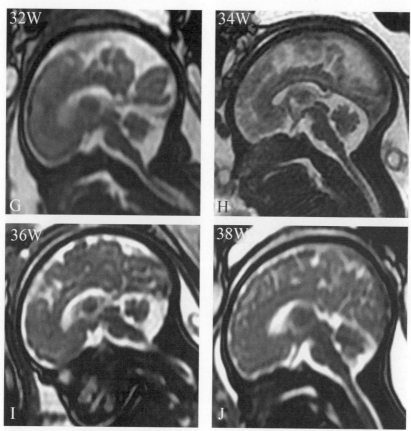

图 3 - 6　胎儿正常脑沟裂发育（正中矢状位）

注：A—J 图为孕 20～38 周胎儿颅脑正中矢状位层面。B 图箭示顶枕沟。

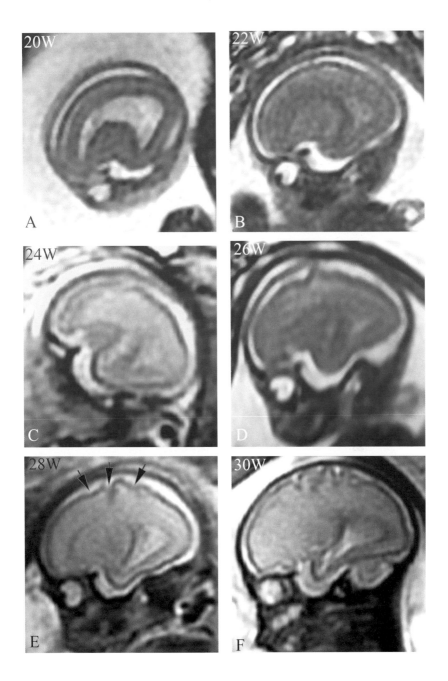

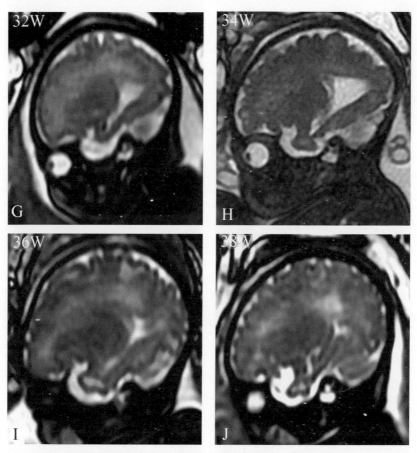

图 3 - 7　胎儿正常脑沟裂发育（旁矢状位）

注：A—J 图为孕 20～38 周胎儿颅脑旁矢状位层面。E 图自前向后 3 箭分别示中央前沟、中央沟和中央后沟。

第四章　胼胝体

第一节　发　育

胼胝体是人脑半球间最大的连合纤维，其发育始自孕 7 周，由半球间裂底部形成的连合块（massa commissuralis），又称连合板（lamina reuniens）发育而来。该结构不仅发育出胼胝体，还发育出前连合和海马连合。

以往认为，胼胝体是自前向后逐段发育的，先形成膝部，然后形成体部和压部，最后形成嘴部。但现在有许多学者认为，胼胝体是分为前、后两部分分别发育的。前部分的胼胝体，嘴部、膝部和体部是同步发育的。后部分的胼胝体，压部的发育与海马连合的发育密切相关。最后，胼胝体前、后两个部分在中线区偏后处融合，融合处又称为胼胝体峡部。胼胝体前部比后部厚，因此，前部在孕 14～15 周即可在 MRI 上观察到，而后部要到孕 18～19 周才能清楚观察到。至孕 20 周，胼胝体已呈现出完整的形态。但其发育仍在进行，至胎儿出生后 2 岁方接近成人水平。

第二节 MRI 影像解剖

胼胝体在 T2WI 正中矢状位上呈较均匀的低信号。在孕 20 周之前，胼胝体较短且平直，孕 20 周后，胼胝体已呈新月形，嘴部、膝部、体部和压部均可观察到（见下图）。

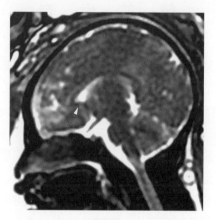

胼胝体

注：孕 34 周。T2WI 正中矢状位上，胼胝体嘴部（箭示）、膝部、体部和压部均清晰可见。

第五章　幕下脑结构

第一节　发　育

一、第四脑室与枕大池

第四脑室由菱脑泡发育而来。自胚胎第 14 天开始，菱脑泡后壁局部增厚形成胚胎顶板，其中部出现血管结构并凹入形成脉络丛，凹入处将胚胎顶板分成上方的前膜区和下方的后膜区。后膜区随即向后形成憩室样突起，并逐渐增大形成囊袋状结构，称之为 Blake 囊袋（Blake's pouch）。最初 Blake 囊袋是内覆室管膜的闭合囊腔，自孕8～16 周，Blake 囊袋局部开窗成孔，即形成第四脑室正中孔，使脑室系统与枕大池蛛网膜下腔相通。Blake 囊袋随后退化。与 Blake 囊袋的出现和变化相应，第四脑室一般在孕 14～16 周时增大，而在孕22～23 周时缩小至最终大小。

枕大池源自后颅窝原始脑膜的腔化。其形成及形态与 Blake 囊袋的发育密切相关。Blake 囊袋退化后有时可残留两侧囊壁，将枕大池分隔成中央和外周两部分。

二、小脑

小脑半球源自菱脑分化出的后脑。小脑皮质为 3 层结构，由深到浅分别为颗粒细胞层、浦肯野细胞层和分子层，其主要的构成细胞是颗粒细胞和浦肯野细胞。其中，浦肯野细胞是小脑环路的核心，为传出神经元，其发出神经纤维投射到小脑深部核团上。小脑深部核团包括顶核、栓状核、球状核以及齿状核。

小脑蚓部的发育主要源自胚胎期后膜区的菱唇。孕 11 ~ 12 周时，小脑后上部形成原裂，将蚓部和小脑半球分为前叶和后叶。之后，在小脑蚓部后下部又形成继发裂。约孕 14 周时，蚓部主要的裂和 9 个分叶均已形成。

三、脑干

脑干源自中脑和菱脑。胚胎第 6 ~ 7 周，脑干自下而上开始发育，先是延髓，然后是桥脑和中脑。延髓背侧有孤束及孤束核，它接收心血管、内脏、呼吸器官、味觉和触觉等多个方面的信息。

第二节　MRI 影像解剖

孕 20 周时，产前 MRI 上小脑蚓部已完全覆盖第四脑室。蚓部原裂已可见。

孕 20 ~ 30 周，产前 MRI 上小脑呈现三层结构，即小脑皮质、白质和深部核团。深部核团和小脑皮质因细胞密集，故在 T1WI 上呈高信号，在 T2WI 上呈低信号。小脑白质因尚未髓鞘化且含水量较高，在 T1WI 上呈低信号，在 T2WI 上呈高信号。小脑中脚（桥臂）在孕 23 ~ 26 周时，因细胞含量较高而呈 T2 低信号。孕 27 周时，小脑蚓部各叶均可见。孕 30 周时，小脑半球各叶亦均可见。

通过在轴位或冠状位上测量小脑横径，与对应孕周的正常参考值对照（见下表），可评估小脑发育情况。因小脑位于颅内，不会像颅骨那样易受宫壁的挤压，相比于易受影响的双顶径和头围，能更好地推测或核实胎儿孕周。

通过在正中矢状位上测量蚓部的高径，并与孕周正常参考值对照（见下表），以及观察蚓部分叶情况来评估蚓部发育（见图 5－1A）。当下蚓部与脑干背侧存在较大间隙时，还应测量干蚓角（见图 5－1B），干蚓角正常值为 0～18°。

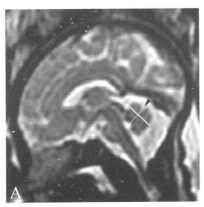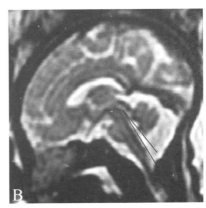

图 5－1　小脑蚓部高径与干蚓角

注：T2WI 正中矢状位。A 图为在垂直于第四脑室顶点与原裂连线方向上测量蚓部高径，箭头示蚓部原裂；B 图中脑干背侧连线和蚓部腹侧连线间夹角为干蚓角。

孕 24 周后，第四脑室形态大小已较为稳定，可在正中矢状位上测其前后径。正常值应小于 7 mm。

各孕周正常胎儿小脑横径与蚓部高径参考值

孕周	小脑横径（mm）	蚓部高径（mm）	孕周	小脑横径（mm）	蚓部高径（mm）
18	18.5	7.5	30	38.7	16.3
19	19.7	8.3	31	39.3	17.0
20	20.2	9.0	32	40.6	17.7
21	21.7	9.7	33	42.6	18.5
22	24.5	10.4	34	44.6	19.2
23	25.7	11.2	35	46.1	19.9

（续上表）

孕周	小脑横径（mm）	蚓部高径（mm）	孕周	小脑横径（mm）	蚓部高径（mm）
24	26.6	11.9	36	48.1	20.7
25	27.6	12.6	37	49.9	21.4
26	28.9	13.4	38	50.6	22.1
27	30.1	14.1	39	51.1	22.9
28	32.3	14.8	40	51.7	23.6
29	35.6	15.6			

枕大池宽度会随孕龄的增大而增大，其正常值应为 2 ~ 10 mm，其测量方法是在正中矢状位上测蚓部后点与后颅窝后缘间的斜向短径（见图 5 – 1）。在 T2WI 轴位上，枕大池中线区常可见左右两个分隔或居中一个分隔（见图 5 – 2）。分隔的形成与 Blake 囊袋退化及枕大池腔化相关。分隔有时很细，产前 MRI 难以观察到，而产前超声多可显示。

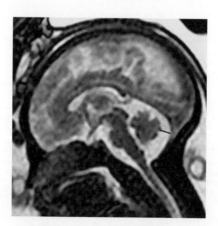

图 5 – 2　枕大池宽度测量

注：在正中矢状位上如图示测量枕大池宽度。

在 MRI 正中矢状位上，脑干形态应该是直的，桥脑部分应向前突出且呈圆弧形。在 T2WI 上，未髓鞘化的脑干除中脑顶盖和延髓背侧的孤束核呈低信号外，其余均呈高信号。

孕 31 周至胎儿足月，T2WI 上小脑深部核团中央变为高信号，外周仍呈低信号。孕 31～32 周时可见小脑下方的绒球小结叶。

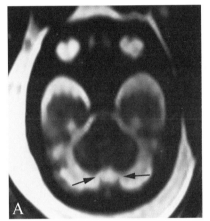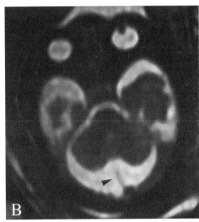

图 5 - 3　枕大池内分隔

注：T2WI 轴位。A 图箭示枕大池内两分隔；B 图箭头示枕大池中线分隔（小脑镰）。

参考文献

［1］ SUNDARAKUMAR D K，FARLEY S A，et al. Absent cavum septum pellucidum：a review with emphasis on associated commissural abnormalities ［J］. Pediatric radiology，2015，45：950 - 964.

［2］ RAYBAUD C. The corpus callosum，the other great forebrain commissures，and the septum pellucidum：anatomy，development，and malformation ［J］. Neuroradiology，2010，52：447 - 477.

［3］ FOGLIARINI C，et al. Assessment of cortical maturation with prenatal MRI ［J］. European radiology，2005，15：1671 - 1685.

［4］ ROBINSON A J，GOLDSTEIN R. The cisterna magna septa：

vestigial remnants of Blake's pouch and a potential new marker for normal development of the rhombencephalon [J]. Journal of ultrasound in medicine, 2007, 26: 83 –95.

[5] PALADINI D, et al. Abnormal or delayed development of the posterior membranous area of the brain: anatomy, ultrasound diagnosis, natural history and outcome of Blake's pouch cyst in the fetus [J]. Ultrasound in obstetrics & gynecology, 2012, 39: 279 –287.

[6] GIRARD N J, et al. The brain in the belly: what and how of fetal neuroimaging [J]. Journal of magnetic resonance imaging, 2012, 36: 788 –804.

[7] PRAYER D, et al. MRI of normal fetal brain development [J]. European journal of radiology, 2006, 57: 199 –216.

[8] GLENN O A. Normal development of the fetal brain by MRI [J]. Seminars in perinatology, 2009, 33: 208 – 219.

[9] KOSTOVIC I, et al. Laminar organization of the human fetal cerebrum revealed by histochemical markers and magnetic resonance imaging [J]. Cerebral cortex, 2002, 12: 536 –544.

[10] KOSTOVIC I, VASUNG I. Insights from in vitro fetal magnetic resonance imaging of the cerebral development [J]. Seminars in perinatology, 2009, 33: 220 –233.

[11] RADOS M, et al. In vitro MRI of brain development [J]. European journal of radiology, 2006, 57: 187 –198.

[12] GIRARD N, et al. MR imaging of brain maturation [J]. Journal of neuroradiology, 2007, 34: 290 –310.

[13] TRIULZI F, et al. MRI of fetal and neonatal cerebellar development [J]. Seminars in fetal and neonatal medicine, 2005, 10: 411 –420.

[14] SCHMOOK M T, et al. Forebrain development in fetal MRI: evaluation of anatomical landmarks before gestational week 27 [J]. Neuro-

radiology，2010，52：495 – 504.

［15］ HASHIMOTO M，et al. Development and evolution of cerebellar neural circuits ［J］. Development growth & differentiation，2012，54：373 – 389.

［16］ ADAMSBAUM C，et al. MRI of the fetal posterior fossa ［J］. Pediatric radiology，2005，35：124 – 140.

［17］ DONKELAAR H J，et al. Development of the human cerebellum and its disorders ［J］. Clinics in perinatology，2009，36：513 – 530.

［18］ TRIULZI F，et al. Magnetic resonance imaging of fetal cerebellar development ［J］. Cerebellum，2006，5：199 – 205.

［19］ GAREL C，et al. Fetal MRI：normal gestational landmarks for cerebral biometry，gyration and myelination ［J］. Child's nervous system，2003，19：422 – 425.

［20］ ROBINSON A J，et al. The fetal cerebellar vermis：assessment for abnormal development by ultrasonography and magnetic resonance imaging ［J］. Ultrasound quarterly，2007，23：211 – 223.

（杨朝湘）

下编　胎儿中枢神经系统疾病 MRI 诊断

第六章　脑室增宽

病例 1

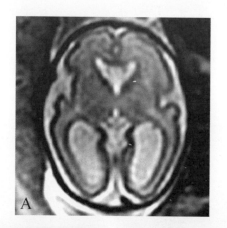

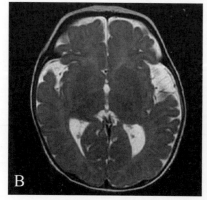
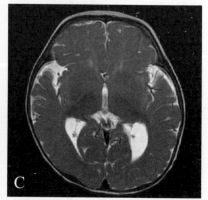

图 6－1　双侧侧脑室增宽及随访

[产前资料]

孕 28 周，产前超声提示胎儿双侧侧脑室增宽。

[MRI 表现与分析]

A 图：T2WI 轴位示胎儿双侧侧脑室对称性增宽，三角区均宽 14 mm。

B 图：生后 10 周，T2WI 轴位示患儿双侧侧脑室增宽已不对称，右侧三角区宽度缩小，左侧三角区仍宽 14 mm。

C 图：生后 7 个月，T2WI 轴位示患儿右侧侧脑室无明显变化，左侧侧脑室三角区稍增宽至 15 mm（该患儿随访至 7 个月，发育正常，无明显症状）。

病例 2

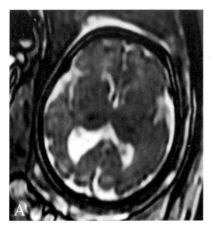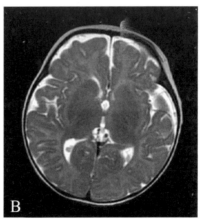

图 6 - 2　单侧脑室增宽及随访

[产前资料]

孕 35 周，产前超声提示胎儿右侧脑积水。

[MRI 表现与分析]

A 图：T2WI 轴位示胎儿右侧侧脑室明显增宽，三角区最宽为 17 mm。左侧侧脑室无增宽。

B 图：生后 3 个月，T2WI 轴位示患儿右侧侧脑室已无增宽（该患儿随访至 3 个月，发育正常，无明显症状）。

病例 3

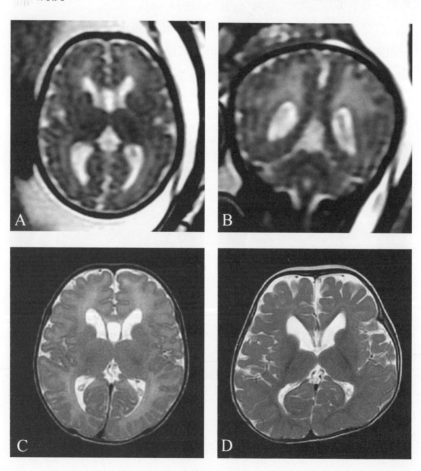

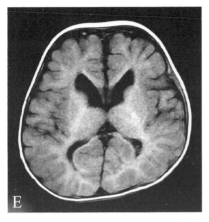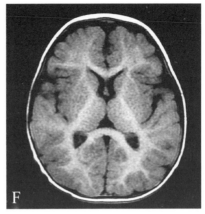

图 6 - 3　轻度侧脑室增宽及随访

[产前资料]

孕 37 周，产前超声提示胎儿右侧侧脑室轻度增宽，肺动脉瓣狭窄（中度）。

[MRI 表现与分析]

A、B 图：T2WI 轴位与冠状位示胎儿双侧侧脑室轻度增宽。右侧三角区最宽为 11.5 mm，左侧三角区最宽为 10.5 mm。余颅脑未见异常。

C 图：足月出生后 7 天，T2WI 轴位示患儿双侧侧脑室三角区宽度较产前有所缩小，但双侧前角较产前略显增宽（该患儿生后第 10 天行肺动脉瓣球囊扩张术。术后随访心肺已无异常）。

D 图：生后 9 个月，T2WI 轴位示患儿双侧侧脑室三角区无增宽，双侧前角较前进一步增宽。

E、F 图：为患儿生后 9 个月 T1WI 轴位与同月龄正常儿童 T1WI 轴位同层面对比，双侧侧脑室前后角周围白质明显较正常儿童少，胼胝体细，提示白质发育不良（该患儿出生后运动发育比较迟缓。9 个月不会翻身，不能坐稳，不会爬，另还有感音神经性耳聋。行康复治疗。后随访至 2 岁 4 个月，运动发育仍落后，仅能撑坐和扶站）。

病例 4

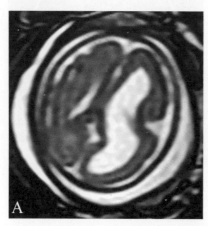
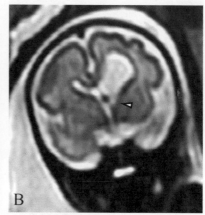

图 6-4　梗阻性单侧脑室增宽

[产前资料]

孕 28 周，产前超声提示胎儿左侧侧脑室扩张。

[MRI 表现与分析]

A 图：T2WI 轴位示胎儿左侧侧脑室自前角至三角区均明显增宽，最宽处 19 mm。

B 图：T2WI 冠状位示胎儿左侧侧脑室室间孔增宽呈鸟嘴状改变（箭头示），提示室间孔发育不良致左侧脑室梗阻性积水增宽。

病例 5

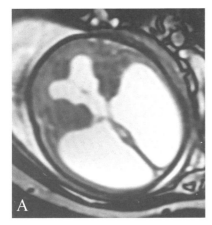
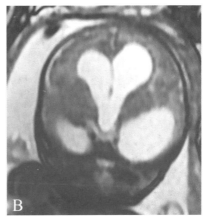
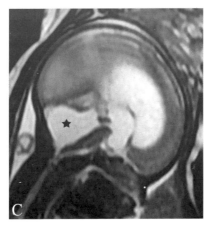

图 6-5 梗阻性双侧侧脑室增宽

[产前资料]

孕 31 周,产前超声提示胎儿重度脑积水,头围明显增大。

[MRI 表现与分析]

A、B 图:T2WI 轴位与冠状位示胎儿双侧侧脑室显著增宽,以两侧三角区为甚，最宽处分别为 40 mm 和 41 mm。双侧枕叶脑实质明显变薄。第三脑室亦增宽，最宽处 14 mm。

C 图：T2WI 正中矢状位示后颅窝囊性占位（星号示）堵塞第四脑室，致幕上脑室系统重度梗阻性积水。注意小脑蚓部严重发育不良、细小。

[鉴别诊断]

重度侧脑室增宽需与积水性无脑畸形和脑穿通畸形相鉴别。梗阻性侧脑室积水增宽需注意有无 Chiari 畸形、菱脑融合畸形或其他后颅窝畸形。

[延展阅读]

脑室增宽是胎儿颅脑最为常见的异常表现，按增宽程度可分为轻度（≥10 mm 且 < 12 mm）、中度（≥12 mm 且 < 15 mm）、重度（≥15 mm）；按有无合并其他异常，可分为孤立性脑室增宽（isolated ventriculomegaly）和合并性/非孤立性脑室增宽（associated ventriculomegaly）。脑室增宽的病因多样，包括染色体异常、颅内感染、脑室内出血等。其发病机制尚不完全清楚。除因脑室内外因素导致梗阻性脑脊液循环障碍外，可能与脑脊液生成过多和/或吸收障碍有关。此外，脑发育不良，尤其是白质发育不良可导致继发性脑室增宽。罕见情况下，同种免疫性血小板减少症所致的脑室内出血，亦可导致脑室增宽。单侧脑室增宽不常见，可能与室间孔发育不良、闭锁或室间孔因肿瘤、感染、血管异常导致梗阻有关，也可能是同侧大脑半球萎缩退变的结果。

脑室增宽常伴发的中枢神经系统异常包括 II 型 Chiari 畸形、菱脑融合畸形、Dandy – Walker 畸形、胼胝体发育不全、脑裂畸形、视隔发育不良、前脑无裂畸形等。需要注意的是，脑室增宽可以是胎儿多发畸形或涉及多个系统的综合征的早期表现，甚至是产前影像学的唯一表现。

脑室增宽的程度与合并其他脑病变的概率密切相关。重度脑室增宽合并其他脑病变的概率较之轻中度脑室增宽要高出 10 倍以上。中度脑室增宽的这一概率亦较轻度者高。孤立性脑室增宽胎儿出现染色体异常的比率为 3% ~6%；而非孤立性脑室增宽胎儿出现染色体异常的比率则达 25% ~36%。

产前超声即可做出脑室增宽的诊断并明确增宽的程度。产前 MRI 的价值主要在于排除有无合并其他诸如神经元移行障碍性畸形、颅内出血、脑实质损伤、胼胝体发育不全、前脑无裂畸形等超声可能遗漏的异常。据报道，在产前超声诊断为脑室增宽的病例中，约半数在 MRI 中又发现了额外的脑异常。产前 MRI 可良好显示异常增宽的中脑导水管和室间孔，有助于相关梗阻性脑积水的诊断。重度脑室增宽时，脑实质会明显变薄，甚至局部中断，使脑室与蛛网膜下腔相通，常见于大脑后部偏内侧。此外，重度脑室增宽还常伴透明隔完全性或部分性缺失。

脑室增宽的预后取决于增宽程度、是否为进展性，以及有无合并染色体异常、颅内感染或其他畸形。一般而言，轻中度孤立性脑室增宽胎儿预后多较好。据文献报道，产前 MRI 诊断的轻度孤立性脑室增宽胎儿中，94% 生后结局正常；中度者中，85% 结局正常。轻中度孤立性脑室增宽胎儿生后出现神经功能异常的比率为 10% ~20%，而非孤立性者的这一比率则达 40% ~50%。因此产前明确轻中度脑室增宽是否是孤立性的，对判断预后非常重要。但据报道，一些病例尽管做了包括胎儿 MRI 在内的一系列检查后判断为孤立性脑室增宽，但在产后又发现伴发有其他异常，如在 MRI 上脑白质信号异常增高，这些异常在产前常难以明确。如果胎儿脑室增宽在妊娠期逐渐缩小或恢复正常，则 70% ~80% 预后良好。增宽程度维持稳定的非进展性孤立性脑室增宽胎儿一般也预后较好。而妊娠期脑室增宽持续性进展为预后不良指征，则 80% 生后有神经发育延迟，且发生得越早、进展越快者，预后越差。对于单侧脑室增宽胎儿是否比双侧者预后更好，尚存争议。但目前多数学者支持单侧脑室增宽预后要更好。数项研究结果显示，如果单侧脑室增宽是孤立性的，且不合并遗传性疾病或感染，则生后基本不会出现神经系统异常。

参考文献

［1］GAREL C，et al. Ventricular dilatations ［J］. Child's nervous system，2003，19：517 – 523.

［2］D'ADDARIO V，et al. Neuroimaging of ventriculomegaly in the fetal period ［J］. Seminars in fetal and neonatal medicine，2012，17：310 – 318.

［3］DAVIS G H. Fetal hydrocephalus ［J］. Clinics in perinatology，2003，30：531 – 539.

［4］WEICHERT J，et al. Prevalence，characteristics and perinatal outcome of fetal ventriculomegaly in 29 000 pregnancies followed at a single institution ［J］. Fetal diagnosis and therapy，2010，27：142 – 148.

［5］LEVINE D，et al. Frequency and cause of disagreements in diagnoses for fetuses referred for ventriculomegaly ［J］. Radiology，2008，247：515 – 527.

［6］GRIFFITHS P D，et al. A prospective study of fetuses with isolated ventriculomegaly investigated by antenatal sonography and in utero MR imaging ［J］. American journal of neuroradiology，2010，31：106 – 111.

［7］QUAHBA J，et al. Prenatal isolated mild ventriculomegaly：outcome in 167 cases ［J］. BJOG，2006，113：1072 – 1079.

［8］MELCHIORRE K，et al. Counseling in isolated mild fetal ventriculomegaly ［J］. Ultrasound in obstetrics and gynecology，2009，34：212 – 224.

［9］HUMPHREYS P，et al. Focal cerebral mantle disruption infetal hydrocephalus ［J］. Pediatric neurology，2007，36：236 – 243.

［10］MORRIS J E，et al. The value of in – utero magnetic resonance imaging in ultrasound diagnosed foetal isolated cerebral ventriculomegaly [J]. Clinical radiology, 2007, 62: 140 – 144.

[11] GAGLIOTI P, et al. Fetal cerebral ventriculomegaly: outcome in 176 cases [J]. Ultrasound in obstetrics and gynecology, 2005, 25: 372 – 377.

[12] GAGLIOTI P, et al. The significance of fetal ventriculomegaly: etiology, short – and long – term outcomes [J]. Prenatal diagnosis, 2009, 29: 381 – 388.

（江肖松　杨朝湘）

第七章　脑破坏性病变

第一节　室管膜下囊肿

病例 1

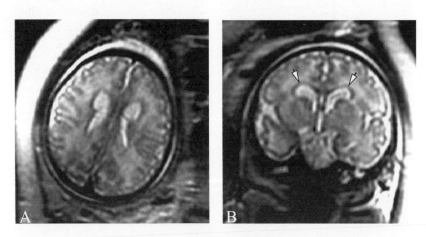

图 7－1　双侧室管膜下囊肿

[产前资料]

孕 37 周，产前超声提示胎儿双侧室管膜下囊肿。

［MRI 表现与分析］

A、B 图：T2WI 轴位与冠状位示胎儿双侧侧脑室前角旁对称性单发囊肿。冠状位上示囊肿与侧脑室处于同一水平，两者间分界不及轴位清楚（箭示）。

病例 2

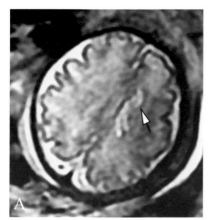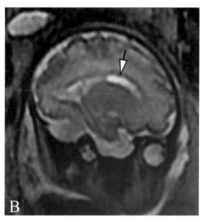

图 7 - 2　单侧室管膜下囊肿

［产前资料］

孕 33 周，产前超声提示胎儿左侧室管膜下囊肿。

［MRI 表现与分析］

A、B 图：T2WI 轴位与矢状位示胎儿左侧侧脑室前角旁囊肿（箭示）。矢状位上示囊肿与侧脑室位于同一水平。

病例 3

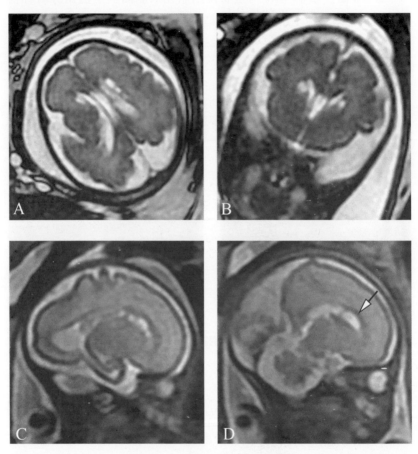

图 7-3　双侧多发室管膜下囊肿

[产前资料]

孕 28 周，产前超声提示胎儿双侧多发室管膜下囊肿。

[MRI 表现与分析]

A 图：T2WI 轴位示胎儿左侧侧脑室旁多发囊肿呈串珠样排列。

右侧侧脑室旁亦见单发囊肿。

B 图：T2WI 冠状位示双侧侧脑室旁囊肿稍低于侧脑室前角水平。

C、D 图：T2WI 矢状位分别示双侧侧脑室旁室管膜下囊肿。右侧为单发囊肿（D 图箭示）。

病例 4

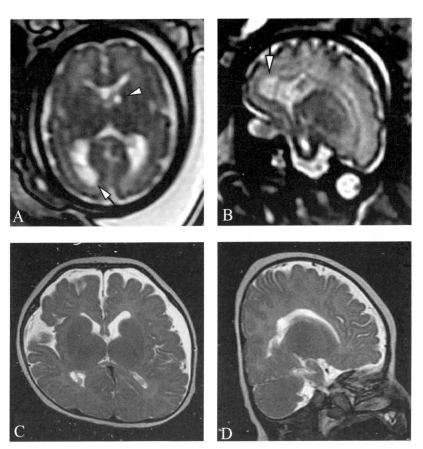

图 7-4 双侧室管膜下囊肿生后消失

[产前资料]

孕 33 周，产前超声提示胎儿侧脑室增宽及室管膜下囊肿。

[MRI 表现与分析]

A 图：T2WI 轴位示胎儿右侧侧脑室后角旁较大室管膜下囊肿（箭示）。左侧尾状核丘脑间沟处另见一较小室管膜下囊肿（箭头示）。

B 图：T2WI 矢状位示右侧侧脑室后角处室管膜下囊肿（箭示）。

C、D 图：生后 3 个月复查 MRI 示两侧室管膜下囊肿均消失（该患儿随访至 1 岁 1 个月，仅有轻度运动发育延迟）。

病例 5

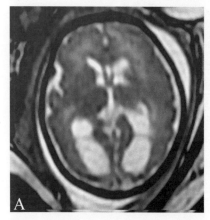
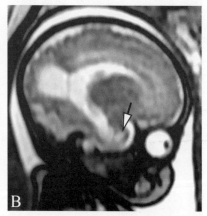

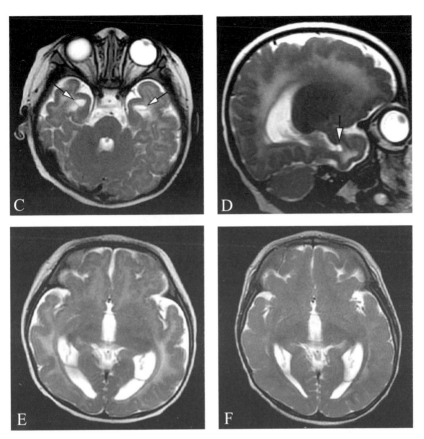

图 7 – 5　双侧后角并颞角室管膜下囊肿

[产前资料]

孕 35 周，产前超声提示胎儿双侧侧脑室增宽，双侧侧脑室后方囊性占位。

[MRI 表现与分析]

A 图：T2WI 轴位示双侧侧脑室后角旁对称性室管膜下囊肿。注意双侧大脑皮质脑沟较浅、脑回较宽。

B 图：T2WI 矢状位示除双侧侧脑室后角旁对称性室管膜下囊肿

外，于双侧颞角旁另见较小室管膜下囊肿（箭示）。

C、D 图：生后 4 个月，T2WI 轴位与矢状位示双侧侧脑室颞角旁仍可见室管膜下囊肿（箭示）。

E、F 图：分别为生后 4 个月和 1 岁 9 个月，T2WI 轴位同层面示双侧侧脑室后角旁室管膜下囊肿逐渐缩小。注意双侧大脑脑回较宽厚，为皮质发育不良改变（该患儿随访至 2 岁，临床表现为精神运动发育明显延迟及痉挛型脑瘫）。

[鉴别诊断]

需与侧脑室旁脑白质软化囊变和脉络丛囊肿相鉴别。侧脑室旁脑白质软化病灶高于侧脑室水平，与室管膜下囊肿平齐或低于侧脑室水平不同。脉络丛囊肿位于侧脑室脉络丛内，而室管膜下囊肿位于侧脑室外缘旁。

[延展阅读]

室管膜下囊肿（subependymal cyst）多位于侧脑室前部外缘旁，尤其是尾状核丘脑间沟（caudothalamic groove）处，少数情况下可位于侧脑室后角和颞角旁。其形成原因大致有两个：一个是由残存的生发基质退化而来；另一个是因缺血、出血或感染致生发基质崩解而引发，以后者多见。室管膜下囊肿组织学上为假性囊肿，缺乏上皮组织，由生发基质细胞和神经胶质包绕。半数以上的室管膜下囊肿为孤立发生，常为双侧性，单侧者多位于左侧。

产前 MRI 上，典型室管膜下囊肿位于侧脑室前角或前部旁，表现为单个或多个类圆形囊性灶，多较小，内呈均匀脑脊液信号，尾状核丘脑间沟为其好发之处。冠状位或矢状位上示囊肿的位置平齐或略低于侧脑室水平。少数不典型室管膜下囊肿表现为形态欠规则、较大、范围较广，发生于一些少见部位，如侧脑室后角或颞角旁，有时呈不同于脑脊液的信号。部分室管膜下囊肿，尤其是不典型部位室管膜下囊肿，可合并其他脑异常，如皮质发育不良、脑白质信号异常增高等。

孤立性室管膜下囊肿预后良好，多在出生后 1～12 个月内自然消退，神经功能正常。若囊肿生后长期不消退，则发生神经发育障碍的风险增高。不典型室管膜下囊肿，尤其是发生于侧脑室颞角者，可能合并其他脑异常，预后相应变差。

参考文献

［1］ YANGM M, et al. Prenatal diagnosis and prognosis of isolated subependymal cysts：a retrospective cohort study ［J］. Prenatal diagnosis, 2017, 37：1322 – 1326.

［2］ CORREA F, et al. Evolution of fetal subependymal cysts throughout gestation ［J］. Fetal diagnosis and therapy, 2013, 34：127 – 130.

［3］ FERNANDEZ A J R, et al. Diagnostic value of subependymal pseudocysts and choroid plexus cysts on neonatal cerebral ultrasound：a meta – analysis ［J］. Archives of disease in childhood（fetal and neonatal edition）, 2009, 94：F443 – 446.

［4］ ESTEBAN H, et al. Prenatal features of isolated subependymal pseudocysts associated with adverse pregnancy outcome ［J］. Ultrasound in obstetrics & gynecology, 2015, 46：678 – 687.

［5］ COOPER S, et al. Prenatal evaluation, imaging features, and neurodevelopmental outcome of prenatally diagnosed periventricular pseudo-cysts ［J］. American journal of neuroradiology, 2016, 37：2382 – 2388.

［6］ MALINGER G, et al. Congenital periventricular pseudocysts：prenatal sonographic appearance and clinical implications ［J］. Ultrasound in obstetrics & gynecology, 2002, 20：447 – 451.

［7］ 李胜利, 等. 颅内囊性结构（室管膜下囊肿、布莱克囊肿、韦氏腔、中间帆腔）产前超声报告与解读 ［J］. 中华医学超声杂志（电子版）, 2018, 15：330 – 339.

（唐　雯　韩鹏慧　杨朝湘）

第二节　脑室旁脑白质软化

病例 1

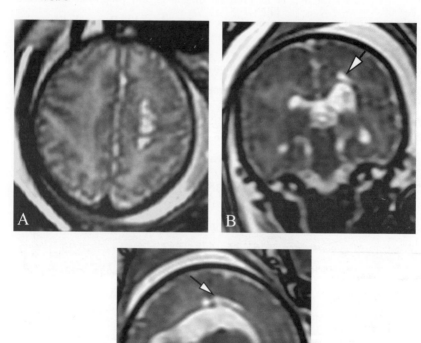

图 7 - 6　侧脑室旁脑白质软化

[产前资料]

孕 36 周，产前超声提示胎儿左侧侧脑室增宽，左侧室管膜下囊肿。

[MRI 表现与分析]

A—C 图：T2WI 轴位、冠状位和矢状位示左侧半卵圆中心多发斑片状异常高信号灶（箭示）。冠状位及矢状位上示高信号灶位于侧脑室水平之上（箭示）。同侧侧脑室增宽。

病例 2

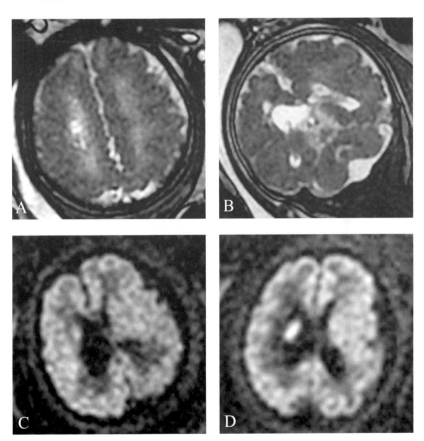

图 7-7 侧脑室旁脑白质软化

[产前资料]

孕 35 周。产前超声提示胎儿右侧侧脑室旁囊性暗区，双侧侧脑室增宽。

[MRI 表现与分析]

A、B 图：T2WI 轴位与冠状位示胎儿右侧半卵圆中心斑片状高信号软化灶，位于侧脑室上方。

C 图：DWI 轴位右侧侧脑室顶部层面，示右侧侧脑室明显增宽，外形不规则。

D 图：为同一胎儿 3 周前（孕 32 周）MRI 结果。同层面 DWI 示右侧侧脑室旁有出血。

[鉴别诊断]

主要与室管膜下囊肿相鉴别。脑室旁脑软化灶的位置高于侧脑室水平，而室管膜下囊肿灶低于或平于侧脑室水平。

[延展阅读]

脑室旁脑白质软化（periventricular leukomalacia）是指侧脑室周围白质在损伤后发生的坏死软化囊变。胎儿期脑室旁脑白质软化与宫内缺血缺氧及宫内感染相关，多发生于孕 24～34 周。发病是因胎儿期脑室周围血供尚不完善，脑室旁脑白质对缺血缺氧等损害较为敏感，当发生低灌注和出血等脑损伤后，神经细胞易发生坏死，继之囊变、周围胶质增生、囊腔塌陷。白质软化使脑室周围及半卵圆中心白质丢失减少。当病变处室管膜被破坏，囊腔可与侧脑室融合。同侧侧脑室常增宽，外形不规则。

脑室旁脑白质软化在产前 MRI 上表现为侧脑室周围及半卵圆中心脑白质内不规则斑片状 T2 高信号灶。冠状位及矢状位上示病灶位于侧脑室上方，可伴脑白质减少，侧脑室增宽和形态不规则。病灶常与相邻侧脑室分界不清，甚至融合；弥漫性病变发生者可伴脑萎缩和胼胝体变薄。

　　脑室旁脑白质软化的预后取决于病变的范围和部位。病变较轻的患儿生后神经发育可无明显异常。但多数患儿生后会出现不同程度的神经功能异常，如精神运动发育延迟、脑瘫、视觉障碍及癫痫等。发生于前部、局灶性病变的预后要好于发生于后部、弥漫性病变。弥漫性病变严重者在妊娠期或新生儿期可能会死亡，存活者多表现为严重的运动发育障碍，还可伴有不同程度的认知、语言和智力障碍。

参考文献

［1］ VOLPE J J. Neurobiology of periventricular leukomalacia in the premature infant ［J］. Pediatric research，2001，50：553－562.

［2］ SERDAROGLU G，et al. Correlative value of magnetic resonance imaging for neurodevelopmental outcome in periventricular leukomalacia ［J］. Developmental medicine and child neurology，2004，46：733－739.

［3］ LSÉN P，et al. Magnetic resonance imaging of periventricular leukomalacia and its clinical correlation in children ［J］. Annals of neurology，1997，41：754－761.

［4］ MALEKI Z，et al. Periventricular leukomalacia and placental histopathologic abnormalities ［J］. Obstetrics and gynecology，2009，114：1115－1120.

［5］ KOERTE I，et al. Anisotropy of transcallosal motor fibres indicates functional impairment in children with periventricular leukomalacia ［J］. Developmental medicine and child neurology，2011，53：179－186.

［6］ ESTEBAN H，et al. Prenatal features of isolated subependymal pseudocysts associated with adverse pregnancy outcome ［J］. Ultrasound in obstetrics & gynecology，2015，46：678－687.

（唐　雯　杨朝湘）

第三节 脑穿通畸形

病例 1

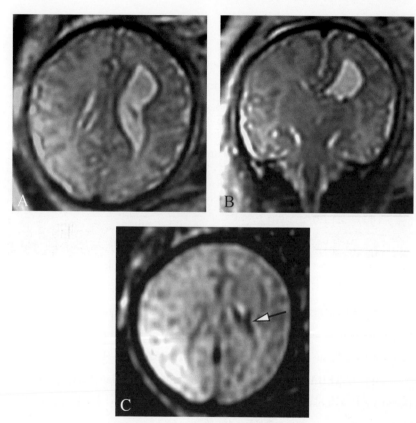

图 7 - 8 左侧额叶脑穿通畸形

[产前资料]

孕 33 周, 产前超声提示胎儿左侧侧脑室前角增宽。

[MRI 表现与分析]

A、B 图：T2WI 轴位与冠状位示胎儿左侧额叶囊变灶与左侧侧脑室前角穿通。

C 图：EPI 序列 T2WI（b 值 =0）轴位示左侧额叶囊变灶旁见条形低信号，提示含铁血黄素沉积改变。

病例 2

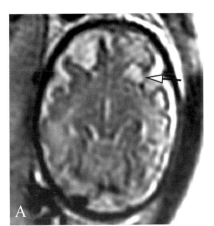
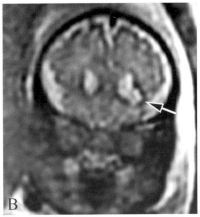
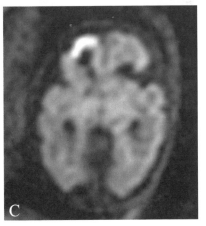

图 7-9　双侧额叶脑穿通畸形

[产前资料]

孕 32 周，产前超声提示胎儿双侧侧脑室增宽。

[MRI 表现与分析]

A、B 图：T2WI 轴位与冠状位示胎儿双侧额叶脑囊变灶，以右侧为著。囊变灶与侧脑室前角穿通（B 图箭示）。

C 图：DWI 轴位示胎儿右侧额叶囊变灶旁见条形出血高信号。

病例 3

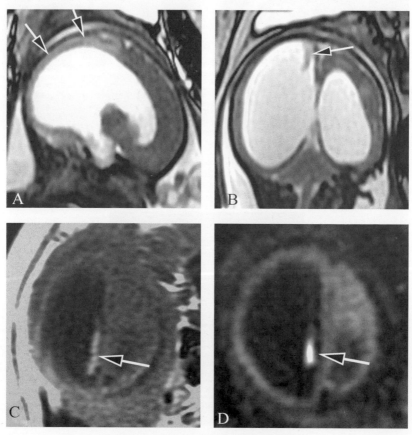

图 7-10　右侧大脑巨大脑穿通畸形

[产前资料]

孕 33 周，产前超声提示胎儿脑积水。

[MRI 表现与分析]

A、B 图：T2WI 矢状位与冠状位示胎儿右侧顶枕叶巨大脑穿通囊肿，脑实质明显变薄。病变邻近处脑白质呈异常增高信号（A 图箭示）。穿通囊肿内侧见条形减低信号（B 图箭示）。

C、D 图：T1WI 和 DWI 轴位示穿通囊肿内侧条形异常信号为出血（箭示）。

[鉴别诊断]

脑穿通畸形需与蛛网膜下腔囊肿、开唇型脑裂畸形相鉴别。蛛网膜下腔囊肿不与侧脑室相通。开唇型脑裂畸形为自蛛网膜下腔贯穿脑实质至脑室的异常腔隙，腔隙两侧边缘被覆灰质信号，而脑穿通畸形腔隙边缘为白质。脑裂畸形多为双侧，而脑穿通畸形多为单侧。

[延展阅读]

脑穿通畸形（porencephaly），又称空洞脑，多认为是妊娠中后期继发于脑内炎症、髓静脉血栓、动脉损伤或脑出血后的脑破坏性病变。表现为脑内充满脑脊液的异常囊腔，与脑室相通，有的也与蛛网膜下腔相通。脑穿通畸形周缘为脑白质，多无明显胶质增生，较为光滑。

脑穿通畸形在产前 MRI 上的典型表现为脑白质内与脑室相通的异常囊腔，囊腔内呈脑脊液信号。病灶周围常可见出血或含铁血黄素沉积信号改变。其中，出血在 T1WI 和 DWI 上呈高信号，含铁血黄素在平面回波或梯度回波序列上呈低信号。此外，有的还可见邻近脑白质 T2 信号异常增高。部分较大的脑穿通畸形与侧脑室融合后似侧脑室增宽。若病变周围不伴出血或含铁血黄素沉积，则两者鉴别较为困难。

脑穿通畸形的预后与病因、发病时间、病变范围及发生部位等相关。病变范围较局限的轻者，生后可仅表现为轻度神经功能缺陷，无明显智力异常；病变范围较广泛、脑破坏较重者，生后表现为痉挛性偏瘫或四肢瘫，以及癫痫发作和认知障碍，严重者甚至死于 20 岁前。

参考文献

［1］ GOVAERT P. Prenatal stroke ［J］. Seminars in fetal and neonatal medicine，2009，14：250 – 266.

［2］ GAREL C，et al. Contribution of fetal MR imaging in the evaluation of cerebral ischemic lesions ［J］. American journal of neuroradiology，2004，25：1563 – 1568.

［3］ EILER K M，et al. Fetal porencephaly：a review of the etiology，diagnosis and prognosis ［J］. Obstetrical and gynecological survey，1995，50：684 – 687.

［4］ TOMÁ P，et al. Hydrocephalus and porencephaly：prenatal diagnosis by ultrasonography and MR imaging ［J］. Journal of computer assisted tomography，1990，14：843 – 845.

［5］ HARADA T，et al. Schizencephaly and porencephaly due to fetal intracranial hemorrhage：a report of two cases ［J］. Yonago acta medica，2018，60：241 – 245.

（陈园园　杨朝湘）

病例 4

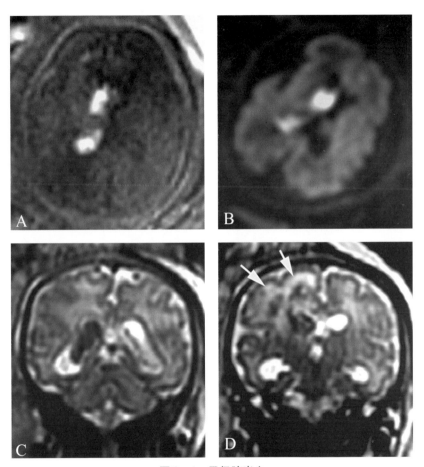

图 8 - 4　Ⅲ 级脑出血

[产前资料]

孕 32 周，产前超声提示胎儿右侧侧脑室内回声异常。

[MRI 表现与分析]

A、B 图：T1WI 与 DWI 轴位同层面示胎儿右侧侧脑室内出血，呈高信号，范围超过侧脑室面积的50％。右侧侧脑室增宽。

　　C、D 图：T2WI 冠状位连续两个层面示右侧侧脑室内出血，呈低信号。注意右侧侧脑室旁脑白质信号异常增高，提示损伤（D 图箭示）。

病例5

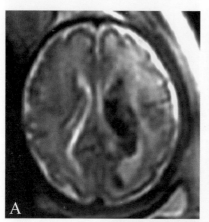
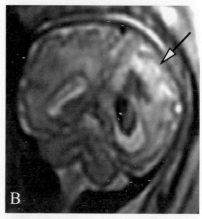
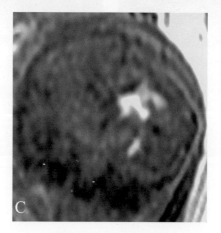

图 8-5　Ⅳ级脑出血

[产前资料]

　　孕31周，产前超声提示胎儿左侧侧脑室增宽，左侧脉络丛混合回声声像——出血?

[MRI 表现与分析]

A 图:T2WI 轴位示胎儿左侧侧脑室大范围出血,呈低信号。左侧侧脑室增宽达 15.5 mm。

B、C 图:T2WI 与 T1WI 冠状位示胎儿左侧侧脑室出血合并左顶叶脑实质内出血。出血灶周围脑白质损伤,呈信号异常增高改变(B图箭示)。

病例 6

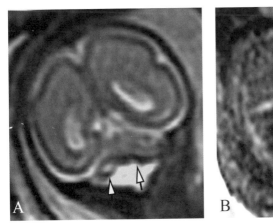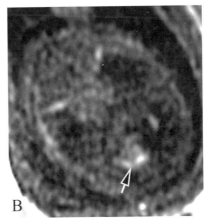

图 8 - 6　小脑出血

[产前资料]

孕 25 周,产前超声提示胎儿右侧小脑半球强回声团。

[MRI 表现与分析]

A 图:T2WI 冠状位示胎儿双侧小脑半球片状异常低信号,提示出血(箭示),伴小脑体积缩小。

B 图:T1WI 轴位示小脑出血,呈高信号(箭示)。

病例 7

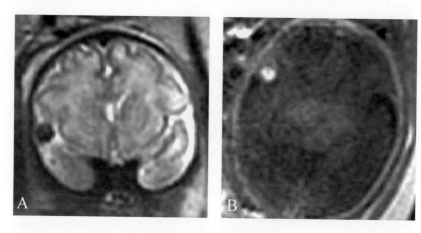

图 8 - 7　蛛网膜下腔出血

[产前资料]

孕 32 周，产前超声提示胎儿右侧外侧裂处少量蛛网膜下腔出血。

[MRI 表现与分析]

A、B 图：T2WI 冠状位与 T1WI 轴位示胎儿右侧外侧裂少量蛛网膜下腔出血，出血在 T2WI 上呈低信号，在 T1WI 上呈高信号。

病例 8

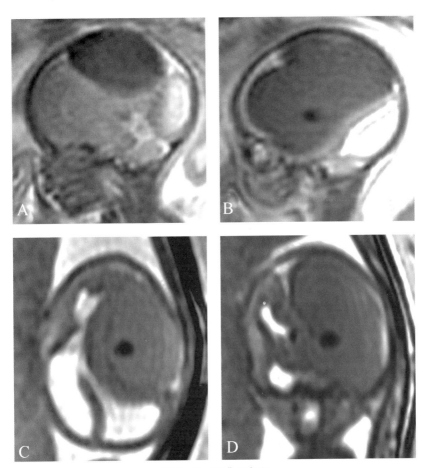

图 8 - 8　硬膜下出血

[产前资料]

孕 23 周，产前超声提示胎儿左侧硬膜下血肿，双侧侧脑室扩张。

[MRI 表现与分析]

A、B 图：T2WI 矢状位连续层面示胎儿左侧额颞顶部大范围硬膜下血肿，呈低信号。血肿明显压迫邻近脑组织。

C、D 图：T2WI 轴位与冠状位示血肿内可见斑片状更低信号。血肿致脑中线向右侧偏移，双侧侧脑室明显增宽。

[鉴别诊断]

生发基质出血信号因与生发基质信号相似而需鉴别。生发基质于双侧对称出现，边缘光滑。而出血一般会较大，且形态多不规则，可伴脑室增宽。较大的脑血肿需与脑肿瘤鉴别。典型血肿有其特征性信号改变，复查时可见缩小。肿瘤信号多不均，复查时无缩小，甚至增大。血肿吸收囊变后需与颅内囊性病变，如蛛网膜囊肿、脉络丛囊肿等鉴别。

[延展阅读]

胎儿颅内出血（fetal intracranial hemorrhage）的病因多不明确，可能与外伤、宫内缺血缺氧、宫内感染、双胎输血综合征、血管畸形、同种免疫性血小板减少症等有关。

胎儿颅内出血按发生部位分为生发基质出血、脑室内出血、脑实质出血、硬膜下出血和蛛网膜下腔出血。生发基质细胞增生活跃、富含血管网，对血压和氧含量的突然变化非常敏感且耐受性低，常因低灌注—再灌注损伤而发生出血，多见于孕 24～32 周。若室管膜发生破损，则出血进入侧脑室而继发脑室内出血。单纯脑室内出血常见于脉络丛区。按颅内出血的严重程度可分为 I 至 IV 级。I 级：出血仅限于室管膜下生发基质；II 级：脑室内出血占一侧侧脑室范围不足 50%，脑室宽度 ≤15 mm；III 级：脑室内出血占一侧侧脑室范围大于 50% 或累及双侧侧脑室，脑室宽度 >15 mm；IV 级：在 III 级的基础上，伴脑室旁脑实质内出血，除幕上脑出血外，幕下小脑出血也并不少见，多见于孕 21～25 周，严重者血肿可破入第四脑室。硬膜下出血和蛛网膜下腔出血多由脑膜血管破裂、凝血障碍或创伤引发，较严重者可明显压迫脑组织并致邻近脑组织损伤。

产前 MRI 诊断胎儿颅内出血的敏感性较高，尤其是在出血量较少时，较超声更具优势。MRI 上，出血信号会随血肿期龄而发生变化。一般而言，急性期血肿呈 T1 中等信号、T2 低信号；亚急性血肿早期呈 T1 高信号、T2 低信号，至晚期 T2 信号变高，在 DWI 上多呈高信号；慢性期血肿呈 T1 低信号、T2 高信号，可伴灶周含铁血黄素低信号。

胎儿颅内出血的预后与出血部位、出血量、出血分级及脑组织受损程度密切相关。出血量越大、分级越高，脑组织越易受损，预后越差。Ⅰ和Ⅱ级脑出血一般预后较好，小部分Ⅱ级脑出血胎儿生后可遗留轻度神经功能缺陷。Ⅲ和Ⅳ级脑出血多预后不佳，严重者可致宫内死亡或新生儿期死亡，存活者生后多有精神运动发育迟缓、脑瘫等明显神经功能异常，60% 以上伴有需分流术治疗的脑积水。小脑出血可致小脑发育不良，影响患儿运动、认知等功能。蛛网膜下腔出血和硬膜下出血，若出血量有限未损及脑组织，一般预后较好；若血肿较大，压迫和损伤脑组织较明显，则预后变差。

参考文献

［1］VERGANI P, et al. Clinical significance of fetal intracranial hemorrhage［J］. American journal of obstetrics and gynecology, 1996, 175：536 – 543.

［2］ELCHALAL U, et al. Fetal intracranial hemorrhage（fetal stroke）：does grade matter？［J］. Ultrasound obstet gynecol, 2005, 26：233 – 243.

［3］KUTUK M S, et al. Prenatal diagnosis and postnatal outcome of fetal intracranial hemorrhage［J］. Child's nervous system, 2014, 30：411 – 441.

［4］KUTUK M S, et al. Fetal intracranial hemorrhage related to maternal autoimmune thrombocytopenic purpura［J］. Child's nervous system, 2014, 30（12）：2147 – 2150.

［5］ ADIEGO B，et al. Fetal intracranial hemorrhage. Prenatal diagnosis and postnatal outcomes ［J］. The journal of maternal – fetal & neonatal medicine，2019，32：21 – 30.

［6］ GHI T，et al. Outcome of antenatally diagnosed intracranial hemorrhage：case series and review of the literature ［J］. Ultrasound obstet gynecol，2003，22：121 – 130.

［7］ 周立霞，等. 胎儿颅内出血的 MRI 诊断 ［J］. 中国医学影像学杂志，2018，26：252 – 257.

［8］ PALADINI D，et al. Large infratentorial subdural hemorrhage diagnosed by ultrasound and MRI in a second – trimester fetus ［J］. Ultrasound in obstetrics & gynecology，2005，26：789 – 791.

（陈文俊　王　霞　杨朝湘）

第九章 神经元移行障碍相关畸形

第一节 灰质异位

病例 1

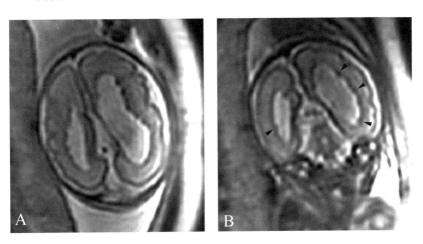

图 9-1 室管膜下型灰质异位

[产前资料]

孕 27 周，产前超声提示胎儿双侧侧脑室增宽。

[MRI 表现与分析]

A 图：T2WI 轴位示胎儿双侧侧脑室室管膜下多发结节状呈串珠样排列的 T2 低信号灶，与灰质信号相同。双侧侧脑室外缘轮廓呈波浪状。另见双侧侧脑室分离，纵裂池增宽，提示合并胼胝体发育不全。

B 图：T2WI 冠状位示胎儿双侧侧脑室三角区旁多发灰质信号结节（箭头示）。左侧侧脑室明显增宽。

病例 2

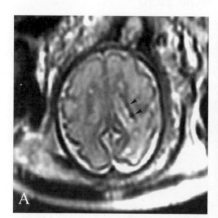
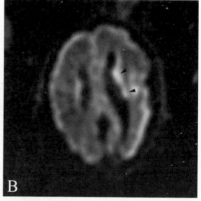
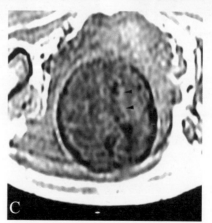

图 9 - 2　室管膜下型灰质异位

[产前资料]

孕 29 周，产前超声提示胎儿后颅窝池增宽。

[MRI 表现与分析]

A—C 图：T2WI、DWI 及 T1WI 轴位同层面示胎儿左侧侧脑室室管膜下不均匀条形灰质等信号灶，略突向左侧侧脑室，致左侧侧脑室外缘轮廓变得不规则。

病例 3

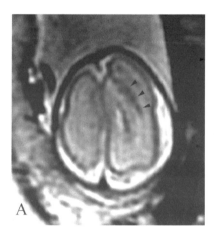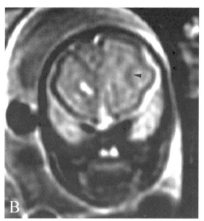

图 9 - 3　皮质下型灰质异位

[产前资料]

孕 26 周，产前超声提示胎儿左侧侧脑室轻度增宽。

[MRI 表现与分析]

B 图：T2WI 轴位与冠状位示胎儿左侧额叶皮层下见条带状灰质等信号灶（箭头示）。左侧额叶轮廓欠规则。

[鉴别诊断]

室管膜下型灰质异位需与正常生发基质、结节性硬化和生发基质出血相鉴别。正常生发基质较为均匀、光滑，不会导致侧脑室外缘轮廓呈波浪状或不规则状改变。另外，生发基质会随孕龄的增长而逐渐变薄。结节性硬化的室管膜下结节信号与灰质信号存在一定差异，表现为 T1 信号更高，T2 信号更低，且常可合并皮质下白质内结节，少数还可合并室间孔区占位性病灶。生发基质出血一般较局限，不会形成长条形或多结节状，且出血信号会随时间的变化而变化。

[延展阅读]

灰质异位（gray matter heterotopia）是指正常的神经元出现在不正常的位置，可发生于侧脑室室管膜至大脑皮质之间的任何部位。灰质异位的发生可缘于遗传性因素，如单基因病、染色体异常；也可缘于非遗传性因素，如脑破坏性病变。

灰质异位根据发病部位的不同可分为四种类型：室管膜下型、皮质下型、带状灰质异位（亦称双皮质综合征，常见于无脑回—巨脑回畸形）和混合型。室管膜下型是灰质异位中最常见的类型，发生于单侧或双侧侧脑室壁，呈结节状或条状，可局灶性或弥漫性分布。局灶性者多见于侧脑室三角区和枕角旁。组织学上，灰质异位结节表现出与皮质类似的不完整的层状结构。皮质下型灰质异位相对不常见，表现形式多样，可以横贯整个脑实质，即从室管膜表面一直延续至大脑皮层，也可局限于皮层下白质内，呈结节状、曲线状或不规则状，体积可以较小，也可以较大，甚至可占据几乎整个脑叶。

灰质异位可孤立发生，也可合并大脑其他发育异常，或为先天性综合征的一部分。灰质异位可合并的脑畸形包括胼胝体发育不全、巨脑回畸形、多小脑回畸形和后颅窝畸形等。

产前 MRI 在灰质异位的诊断上要优于产前超声，其诊断敏感性为 67%，特异性为 100%。室管膜下型灰质异位在 MRI 上表现为位于侧脑室外缘的圆形或条形结节，多突向侧脑室腔内，导致侧脑室外缘轮廓变得不规则或呈波浪状；病灶在各个序列上的信号均与皮质信号相同，可伴侧脑室轻度增宽。皮质下型灰质异位灶位于脑皮质至侧脑室间的白质内，多呈局限性不规则条状或团片状，所累及脑叶常变形及脑沟形成不良。

灰质异位的预后与病变的位置和范围，以及有无合并其他脑内外发育畸形相关。单侧局灶性灰质异位患儿出现认知障碍的概率远低于双侧弥漫性患儿。部分孤立性室管膜下型灰质异位患儿甚至可无明显临床症状，常偶然发现。但 80% 的室管膜下型灰质异位患儿和几乎所有的皮质下型灰质异位患儿会发生癫痫，通常出现在十几岁时；此外还会出现不同程度的运动和智力障碍。灰质异位若合并其他脑内外发育畸形时，预后较差。

参考文献

［1］ NAGARAJ U D，et al. Evaluation of subependymal gray matter heterotopias on fetal MRI ［J］. American journal of neuroradiology，2016，37：720 –725.

［2］ GLENN O A，et al. Malformations of cortical development：diagnostic accuracy of fetal MR imaging ［J］. Radiology，2012，263：843 –855.

［3］ BLONDIAUX E，et al. Periventricular nodular heterotopia on prenatal ultrasound and magnetic resonance imaging ［J］. Ultrasound obstet gynecol，2013，42：149 –155.

［4］ HUNGA P C，et al. Clinical and neuroimaging findings in children with gray matter heterotopias：a single institution experience of 36 patients ［J］. European journal of paediatric neurology，2016，20：732 –737.

［5］ BARKOVICH A J，et al. Gray matter heterotopia ［J］. Neurology，2000，55：1603 –1608.

［6］ MITCHELL L A，et al. Antenatal diagnosis of subependymal heterotopia ［J］. American journal of neuroradiology，2000，21：296 –300.

［7］ GONZALEZ G，et al. Location of periventricular nodular hetero-topia is related to the malformation phenotype on MRI ［J］. American journal of neuroradiology，2013，34：877 - 883.

（唐　雯　杨朝湘）

第二节　无脑回畸形

病例 1

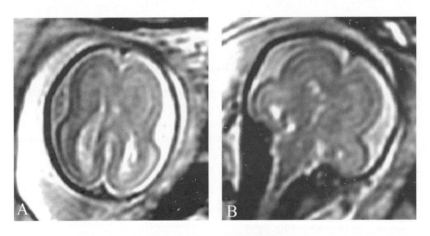

图 9 - 4　Ⅰ型无脑回畸形

［产前资料］

孕 28 周，产前超声提示胎儿透明隔腔偏小，胼胝体发育异常待排。

［MRI 表现及分析］

A、B 图：T2WI 轴位及冠状位示胎儿双侧大脑半球表面光滑，双侧外侧裂呈浅弧形，整体外观呈"8"字形。大脑皮质增厚，呈低信号"双皮层"改变。双皮层低信号之间为高信号的环状细胞稀疏层，较具特征性。

病例 2

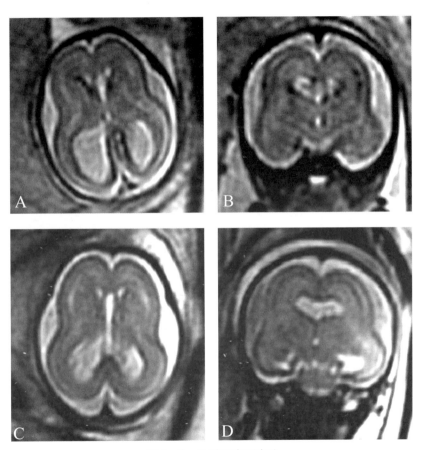

图 9 - 5　Ⅰ型无脑回畸形

[产前资料]

孕 25 周，产前超声提示胎儿双侧侧脑室增宽。

[MRI 表现及分析]

A、B 图：T2WI 轴位及冠状位示胎儿双侧大脑皮质异常增厚，表面光滑，无脑沟、脑回形成，伴双侧侧脑室增宽。

C、D 图：约 2 周后（孕 27 周 +）复查 MRI，示胎儿大脑光滑，呈 "8" 字形，以及 "双皮层" 异常改变。

病例 3

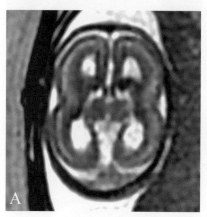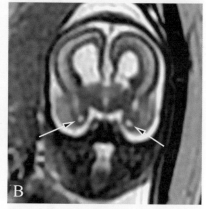

图 9 - 6　Ⅰ型无脑回畸形

[产前资料]

孕 26 周，产前超声提示胎儿透明隔腔及胼胝体显示不清，双侧侧脑室扩张。

[MRI 表现及分析]

A、B 图：T2WI 轴位及冠状位示典型 "8" 字形无脑回畸形改变。脑外侧皮层下高信号细胞稀疏层较宽，其深面的低信号神经元密集带因移行障碍仍停留在侧脑室周围。另可见合并胼胝体发育不全、双侧侧脑室增宽及双侧侧脑室颞角室管膜下囊肿（B 图箭示）。

病例 4

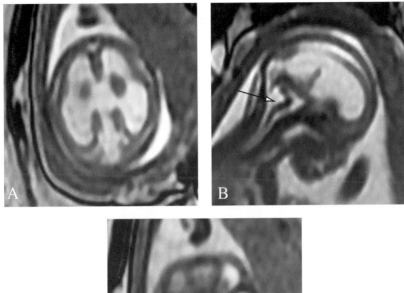

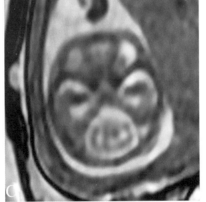

图 9 - 7　Ⅱ型无脑回畸形（Walker - Warburg 综合征）

[产前资料]

孕 23 周，产前超声提示胎儿脑积水、小脑发育不良、脑中线无回声声像。产前罕见遗传病基因检测显示胎儿 TUBA1A 基因突变。

[MRI 表现及分析]

A 图：T2WI 轴位侧脑室层面示胎儿双侧侧脑室显著扩张，大脑半球实质明显变薄，大脑表面欠光滑，无脑沟形成。

B 图：T2WI 矢状位示胎儿脑干较细，中脑桥脑段呈异常"Z"字形（箭示）。

C 图：T2WI 轴位小脑层面示胎儿小脑体积较小，内见高信号囊变区。

病例 5

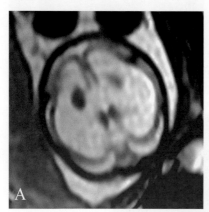
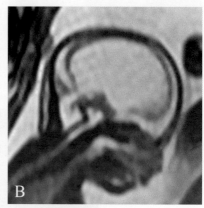
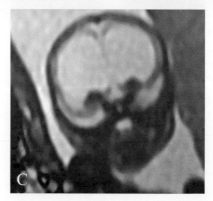

图 9 - 8　Ⅱ型无脑回畸形（Walker - Warburg 综合征）

[产前资料]

孕 26 周，双羊膜囊双胎妊娠。产前超声提示双胎之一双侧脑积水声像，另一胎颅脑未见明显异常。产前罕见遗传病基因检测显示患胎 TUBA1A 基因突变，另一胎正常。

[MRI 表现及分析]

A—C 图：T2WI 轴位、矢状位及冠状位示双胎之一双侧侧脑室显著扩张，大脑半球实质菲薄，脑表面稍欠光滑。脑干纤细，中脑桥脑段形态曲折呈"Z"字形。

[鉴别诊断]

Ⅰ型无脑回畸形需与脑沟尚未发育的孕龄较小的正常胎儿相鉴别。Ⅱ型无脑回畸形需与脑积水、宫内感染脑改变相鉴别。

[延展阅读]

无脑回畸形（agyria）为严重神经元移行障碍性疾病，可分为两种类型，Ⅰ型为经典型，即所谓的光滑脑，最为常见；Ⅱ型为鹅卵石型，即脑表面呈凹凸不平的鹅卵石样，较少见。Ⅰ型无脑回畸形的发病机制是妊娠第 3 至第 4 个月神经元向大脑表面移行过程中受阻，致大脑皮质不能正常发育形成。Ⅱ型无脑回畸形则是神经元移行超出了脑表面最外层的胶质界膜（glia-limitans）而达软脑膜下，致正常皮质分层发育障碍及神经胶质异位至蛛网膜下腔间隙。两种类型的病因均主要为遗传缺陷。现已证实有多个基因与无脑回畸形相关，其中 LIS1 和 DCX 基因缺陷是 85% 的孤立性Ⅰ型无脑回畸形的病因。而 POMT1、POMT2、FKRP 和 TUBA1A 基因缺陷与重度Ⅱ型无脑回畸形相关。

组织学上，Ⅰ型无脑回畸形的大脑皮质失去了正常的 6 层结构，仅有 4 层，且异常增厚。4 层中，位于外侧的第一二层神经元较密集，是妊娠早期移行而来的；深部的第三层细胞较稀疏，仅有少量发育不良的神经元；最深的第四层，神经细胞虽较密集，但呈放射状错构排列，而非正常的层状排列。需要注意的是，巨脑回畸形与Ⅰ型无脑回畸形为同类疾病，发病机制相同，只是严重程度不同。巨脑回畸形可有少而浅的脑沟形成。两者可合并存在。

Ⅱ型无脑回畸形多与先天性肌营养不良合并发生，包括Walker – Warburg 综合征、肌—眼—脑病等。其中最多见且最严重的是 Walker – Warburg 综合征。

产前 MRI 诊断Ⅰ型无脑回畸形的适宜时间为孕 24～28 周。此孕龄内的正常胎儿的外侧裂已呈梯形，部分脑沟，如顶枕沟、距状沟也已出现。以此可与Ⅰ型无脑回畸形的"8"字形光滑脑表现相鉴别。此外，由于神经元移行障碍，Ⅰ型无脑回畸形常可见低信号"双皮层"征及双皮层间高信号细胞稀疏层等异常征象。若初诊时孕龄尚小、征象不够典型，可建议 2～3 周后复查以进一步明确。Ⅱ型无脑回畸形，特别是与 Walker – Warburg 综合征合并发生者，在产前 MRI 上的表现较具特征性：一是大脑半球无明显脑沟，脑表面欠光滑，典型者可呈现鹅卵石样外观；二是常伴侧脑室显著扩张；三是脑干因发育不良而较细，在矢状位上常可见桥脑中脑交界段向背侧呈 Z 形曲折；四是常合并小脑发育不良。

Ⅰ型无脑回畸形胎儿在生后的新生儿期常表现为肌张力减低、喂养困难。出生后 6 个月时，癫痫的发生率超过 90%，婴儿痉挛症的发生率则达 80%。且患儿气道控制能力差，吸入性肺炎是其最常见的死亡原因。Walker – Warburg 综合征患儿的临床表现为严重发育延迟、重度肌张力减退、眼部异常和肌无力，可偶发癫痫，常在生后 1 年内死于呼吸道疾病。

参考文献

［1］ HUANG J, et al. Molecular genetics in fetal neurology ［J］. Seminars in fetal and neonatal medicine, 2012, 17: 341 – 346.

［2］ ZHANG Z, et al. Development of the fetal cerebral cortex in the second trimester：assessment with 7T postmortem MR imaging ［J］. American journal of neuroradiology，2013，34：1462 – 1467.

［3］ 巫敏. 胎儿无脑回 – 巨脑回畸形产前诊断的研究进展 ［J］. 中国产前诊断杂志，2016，8：36 – 41.

［4］ GHAI S，et al. Prenatal US and MR imaging findings of lissencephaly：review of fetal cerebral sulcal development ［J］. Radiographics，2006，26：389 – 405.

［5］ HAVERFIELD E V，et al. Intragenic deletions and duplications of the LIS1 and DCX genes：a major disease – causing mechanism in lissencephaly and subcortical band heterotopia ［J］. European journal of human genetics，2009，17：911 – 918.

［6］ ABDEL RAZEK A A，et al. Disorders of cortical formation：MR imaging features ［J］. American journal of neuroradiology，2009，30：4 – 11.

［7］ BARKOVICH A J，et al. A developmental and genetic classification for malformations of cortical development：update 2012 ［J］. Brain，2012，135：1348 – 1369.

［8］ DEVISME L，et al. Cobblestone lissencephaly：neuropathological subtypes and correlations with genes of dystroglycanopathies ［J］. Brain，2012，135：469 –482.

［9］ WIDJAJA E，et al. Abnormal fetal cerebral laminar organization in cobblestone complex as seen on post – mortem MRI and DTI ［J］. Pediatric radiology，2009，39：860 – 864.

［10］ BARKOVICH A J. Neuroimaging manifestations and classification of congenital muscular dystrophies ［J］. American journal of neuroradiology，1998，19：1389 – 1396.

［11］ BRASSEUR – DAUDRUY M，et al. Walker – warburg syndrome diagnosed by findings of typical ocular abnormalities on prenatal ultrasound ［J］. Pediatric radiology，2012，42：488 – 490.

［12］STROUSTRUP SMITH A，et al. Magnetic resonance imaging of the kinked fetal brain stem：a sign of severe dysgenesis ［J］. Journal of ul-trasound in medicine，2005，24：1697 – 1709.

［13］VAJSAR J，et al. Walker – warburg syndrome ［J］. Orphanet jour-nal of rare diseases，2006，1：29 – 33.

（陈园园　杨朝湘）

第三节　多小脑回畸形

病例 1

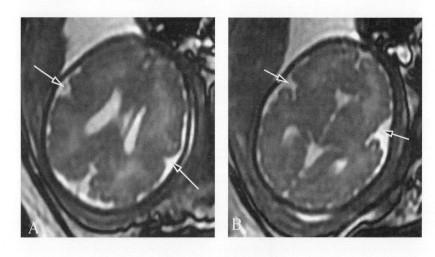

图 9 – 9　多小脑回畸形

[产前资料]

孕 31 周，产前超声提示胎儿双顶径及头围大于孕周水平。

[MRI 表现与分析]

A、B 图：T2WI 轴位两个层面均示胎儿双侧外侧裂形态失常，局部皮质增厚，表面呈异常锯齿样改变（箭示）。相应处脑白质减少，灰白质分界欠清。

病例 2

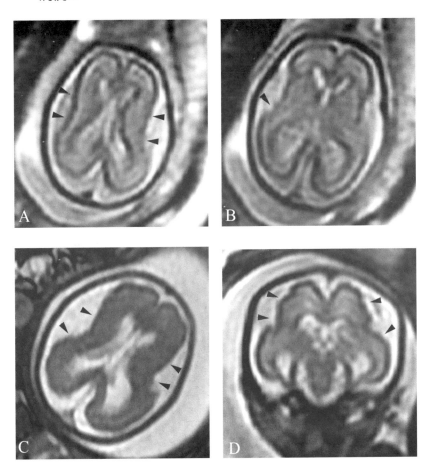

图 9-10　多小脑回畸形

[产前资料]

孕 24 周，产前超声提示胎儿双侧侧脑室增宽。

[MRI 表现与分析]

A、B 图：T2WI 轴位连续层面示胎儿双侧外侧裂形态失常，较浅而宽，局部皮质不均匀增厚，表面呈"锯齿状"改变（箭头示）。伴双侧侧脑室增宽。

C、D 图：3 周后（孕 27 周）复查 MRI，T2WI 轴位示双侧外侧裂及其周围脑表面的"锯齿状"改变更为典型（C 图箭头示）。T2WI 冠状位示双侧顶叶较小，皮质呈异常"锯齿状"改变（D 图箭头示）。

[鉴别诊断]

正常皮质或某些脑破坏性病变有时可能类似于多小脑回畸形形态，需注意鉴别。

[延展阅读]

多小脑回畸形（polymicrogyria）是神经元移行障碍的一种较常见类型。其发病机制现仍不完全清楚。可能是在孕 16 ~ 24 周，即相当于神经元移行末期或皮质分层重组的初期，因遗传性或损伤性因素，如染色体异常、基因突变，或宫内感染、缺血缺氧等干扰，致受累皮质区神经元组织的分布发生异常而导致。遗传学证实与多小脑回畸形发病相关的基因位点有 16q12.2 - 21、22q11.2、Xq28 及 Xq21.33 - q23。遗传性因素所致的多小脑回畸形多累及外侧裂及周围皮质，或双侧额顶叶。损伤性因素所致的多小脑回畸形则多为双侧非对称性或局灶性。此外，某些特定的疾病和综合征，如遗传性出血性毛细血管扩张症、Zellweger 综合征，可合并多小脑回畸形。

产前 MRI 能从多个维度观察胎儿多小脑回畸形的累及范围及合并畸形。由于多小脑回畸形好发于外侧裂及其周围皮质，在怀疑有此病时应重点观察。其他好发的部位还有顶叶和额叶。多小脑回畸形典型的 MRI 表现为大脑皮质出现不规则、小而多的脑回皱褶，致皮质轮廓呈"锯齿状"改变，或脑回增多、细密，脑沟浅而不明显，皮质增厚，类似巨脑回畸形。病变区白质常减少，且皮质和白质交界变得不清。

多小脑回畸形胎儿出生后常出现癫痫、生长发育障碍及神经功能缺陷。若多小脑回畸形为双侧性、弥漫性，或虽为单侧，但范围超过一侧大脑半球表面一半以上者，预后较差，多表现为中重度发育迟缓和明显的精神运动功能障碍。

参考文献

［1］CRINO P B. Polymicrogyria and GRIN1 mutations：altered connections，altered excitability ［J］. Brain，2018，141：622 – 623.

［2］KLOSTRANEC J M，et al. A theory for polymicrogyria and brain arteriovenous malformations in HHT ［J］. Neurology，2019，92：34 – 42.

［3］路涛，等. 儿童皮质发育畸形的 MRI 诊断 ［J］. 中华妇幼临床医学杂志，2015，11：318 – 322.

［4］NAGARAJ U D，et al. Prenatal and postnatal evaluation of polymicrogyria with band heterotopia ［J］. Radiology case reports，2017，12：602 – 605.

［5］MAILLARD C，et al. Prenatal and postnatal presentations of corpus callosum agenesis with polymicrogyria caused by EGP5 mutation ［J］. American journal of medical genetics，2017，173：706 – 711.

［6］SPREAFICO R，et al. Cortical malformations ［J］. Handbook clinical neurology，2012，108：535 – 557.

［7］PALMINI A，et al. Focal malformations of cortical development：a most relevant etiology of epilepsy in children ［J］. Handbook clinical neurology，2013，111：549 – 565.

［8］JANSEN A，et al. Genetics of the polymicrogyria syndromes ［J］. Journal of medical genetics，2005，42：369 – 378.

（黄　煌　杨朝湘）

第四节　脑裂畸形

病例 1

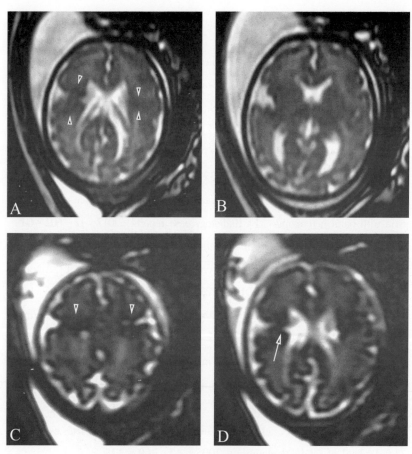

图 9-11　双侧闭唇型脑裂畸形

[产前资料]

孕 30 周，产前超声提示胎儿双侧侧脑室前角融合。

[MRI 表现与分析]

A 图：T2WI 轴位侧脑室体部层面示胎儿双侧额叶内自蛛网膜下腔贯穿全脑至侧脑室的异常裂隙，裂隙两侧被覆灰质低信号（箭头示）。

B 图：T2WI 轴位侧脑室前角层面示透明隔缺失，双侧侧脑室前角融合，形态近似方形改变。注意右侧外侧裂形态失常，局部脑表面呈锯齿样改变，提示多小脑回畸形改变。

C、D 图：重水序列 T2WI 轴位连续层面示双侧额叶内异常裂隙较窄（C 图箭头示）。裂隙内端见侧脑室外缘局部呈尖角样突起与裂隙相连（D 图箭示）。

病例 2

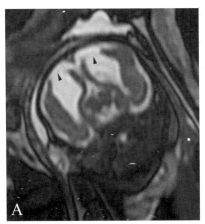
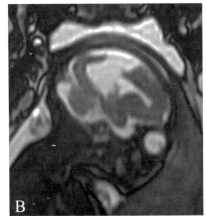

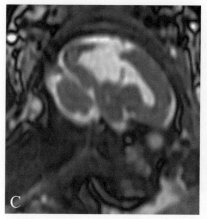 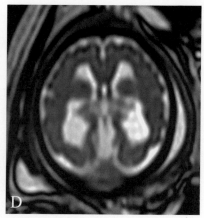

图 9 - 12　双侧开唇型脑裂畸形

[产前资料]

孕 32 周，产前超声提示胎儿双侧侧脑室扩张。

[MRI 表现与分析]

A 图：T2WI 冠状位示胎儿双侧顶叶见宽大裂隙连通蛛网膜下腔与侧脑室，裂隙两侧边缘见灰质低信号。双侧裂隙外口隐约见薄膜样稍低信号影（箭头示）。

B、C 图：T2WI 双侧旁矢状位分别示胎儿左、右侧顶叶内异常宽大裂隙。双侧裂隙外口处均可见薄膜状残存软脑膜影。

D 图：T2WI 轴位示胎儿双侧侧脑室增宽、形态失常并略显分离。胼胝体发育不全。双侧大脑半球脑沟异常增多，提示多小脑回畸形改变。

病例 3

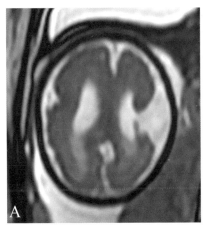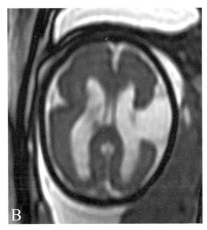

图 9 - 13　单侧开唇型脑裂畸形

[产前资料]

孕 30 周，产前超声提示胎儿双侧侧脑室扩张，左侧大脑无回声区声像。

[MRI 表现与分析]

A、B 图：T2WI 轴位连续层面示胎儿左侧顶叶异常裂隙连通蛛网膜下腔与左侧侧脑室。裂隙较宽，其两侧边缘均可见灰质低信号覆盖。

[鉴别诊断]

闭唇型脑裂畸形需与灰质异位相鉴别，两者较易鉴别。开唇型脑裂畸形主要与脑穿通畸形相鉴别，鉴别关键在于明确裂隙两侧是否衬有灰质组织。有时因产前 MRI 分辨率有限，及裂隙过于宽短而致灰质组织难以辨别，则两者较难鉴别。

[延展阅读]

脑裂畸形（schizencephaly）可能是妊娠早中期，因感染、血管破裂、缺血等病因致生发基质及放射状胶质细胞纤维受损，从而导致神经元移行障碍，形成自蛛网膜下腔贯穿脑实质直达脑室的异常裂隙。异常裂隙的两侧被覆有灰质组织。

脑裂畸形多发生于额顶叶或外侧裂周围。可单侧发生，也可双侧发生，双侧发生可以是对称性的，也可以是非对称性的。按裂隙的形态，脑裂畸形可分为两型，即闭唇型和开唇型。前者裂隙潜在，后者裂隙较宽并充盈脑脊液。产前胎儿多为开唇型。近来研究发现，近半数产前发现的开唇型脑裂畸形胎儿，在生后可转变为闭唇型。脑裂畸形常伴发其他脑发育异常，常见的有多小脑回畸形、室管膜下型灰质异位、透明隔缺如、胼胝体发育不全等。

产前 MRI 在诊断脑裂畸形，尤其是闭唇型脑裂畸形上较超声更具优势。MRI 可从多个维度观察裂隙形态及裂隙表面被覆的灰质情况。被覆灰质在 MRI 各序列上均与大脑皮层信号相同。被覆灰质的有无是脑裂畸形鉴别于其他畸形，尤其是脑穿通畸形的关键。闭唇型脑裂畸形相应的侧脑室外缘常形成尖角形突起与裂隙相通。开唇型脑裂畸形有时会在裂隙外口处见到由软脑膜残留形成的线样 T2 低信号影。此外，MRI 还可观察有无合并其他脑发育畸形。发生于额叶的脑裂畸形，无论单侧还是双侧，常会合并透明隔缺如。

脑裂畸形胎儿生后常表现为不同程度的发育延迟、运动障碍、智力和语言障碍及癫痫发作。单侧者和闭唇型预后相对较好，常表现为偏瘫和轻度精神发育迟缓。双侧者和开唇型预后较差，可出现严重的精神发育缺陷。合并其他脑畸形者预后更差，如合并视膈发育不良者可伴视力障碍。

参考文献

[1] CURRY C J, et al. Schizencephaly: heterogeneous etiologies in a population of 4 million California births [J]. American journal of medical genetics, 2005, 137A: 181 – 189.

[2] GRIFFITHS P D. Schizencephaly revisited [J]. Neuroradiology, 2018, 60: 945 – 960.

[3] HOWE D T, et al. Schizencephaly prevalence, prenatal diagnosis and clues to etiology: a register – based study [J]. Ultrasound in obstetrics & gynecology, 2012, 39: 75 – 82.

[4] GREENSTEIN J, et al. New – onset seizure associated with schizencephaly [J]. Journal of emergency medicine, 2017, 52: 81 – 82.

[5] 崔光彬, 等. 脑裂畸形的 MRI 诊断与鉴别诊断 [J]. 实用放射学杂志, 2007, 23: 581 – 583.

[6] HAYASHI N, et al. Morphological features and associated anomalies of schizencephaly in the clinical population: detailed analysis of MR images [J]. Neuroradiology, 2002, 44: 418 – 427.

[7] NABAVIZADEH S A, et al. Correlation of prenatal and postnatal MRI findings in schizencephaly [J]. American journal of neuroradiology, 2014, 35: 1418 – 1424.

（黄　煌　杨朝湘）

第五节　偏侧巨脑

病例 1

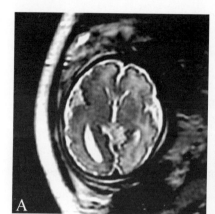
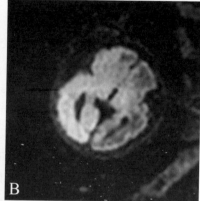
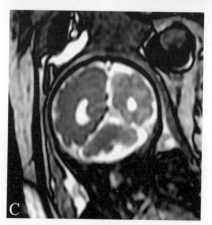

图 9 – 14　偏侧巨脑

[产前资料]

孕 33 周，产前超声提示胎儿双顶径及头围大于孕周。

[MRI 表现及分析]

A、B 图：T2WI 和 DWI 同层面轴位示胎儿右侧大脑半球较之左侧体积明显增大，脑沟、脑回形态失常，脑皮质与白质分界不清。T2WI 上右侧大脑信号整体偏低，DWI 上信号偏高。右侧侧脑室后角增宽。枕叶处脑中线略向左侧偏移。

C 图：T2WI 冠状位示胎儿同侧小脑半球体积增大并呈信号减低改变。

病例 2

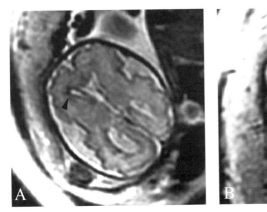
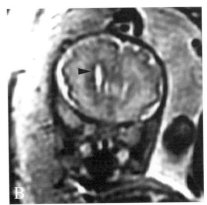

图 9 - 15　偏侧巨脑

[产前资料]

孕 27 周，产前超声提示胎儿右侧侧脑室增宽。

[MRI 表现及分析]

A、B 图：T2WI 轴位与冠状位示胎儿右侧大脑半球增大，脑沟、脑回形态失常。同侧侧脑室后角增宽，前角延长变直（箭头示）。

病例 3

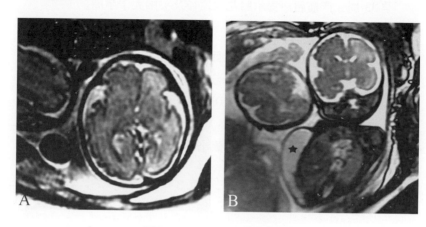

图 9 – 16　双胎之一偏侧巨脑

[产前资料]

孕 30 周，产前超声提示双胎之一双顶径大于孕周，腋下淋巴水囊瘤。

[MRI 表现及分析]

A、B 图：T2WI 轴位与冠状位示双胎之一右侧大脑半球体积增大，信号减低，脑沟、脑回异常增多。脑中线略向左侧偏移。该胎儿还合并腋下胸壁淋巴管瘤（B 图星号示）。

病例 4

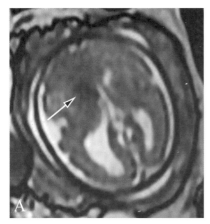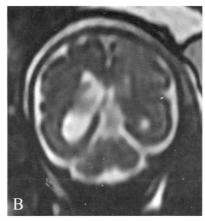

图 9 – 17　偏侧巨脑合并灰质异位

[产前资料]

孕 26 周，产前超声提示胎儿右侧侧脑室扩张，透明膈腔显示不清，脑中线移位，小脑半球略不对称，需排除半侧巨脑。

[MRI 表现及分析]

A 图：T2WI 轴位示胎儿右侧大脑半球体积增大，脑沟、脑回异常增多，提示皮质发育不良。右侧侧脑室后角明显增宽。右侧侧脑室前角旁可见灰质异位灶，呈不规则片状低信号（箭示）。

B 图：T2WI 冠状位示胎儿右侧小脑半球体积较之对侧略显增大，形态欠规则。

[鉴别诊断]

本病 MRI 表现较具特征性，一般无须鉴别诊断。偶尔需与脑肿瘤或出血所致的半侧大脑增大相鉴别，但肿瘤与出血有着各自的信号特点，鉴别不难。

[延展阅读]

偏侧巨脑畸形（unilateral megalencephaly）为一种较为特殊的神经元移行障碍性疾病，其发病多认为是与神经系统或身体对称相关的基因缺陷有关，即孕 3~4 周时，单侧脑的神经细胞谱系和细胞增殖分化发生异常，继之神经细胞移行和组织发生障碍所致。特征为一侧大脑半球全部或部分过度发育并增大，合并神经组织结构紊乱及脑皮质发育畸形。常伴多小脑回或无脑回—巨脑回畸形，部分还可伴有灰质异位。少数情况下，同侧小脑、脑干及视神经亦受累而增大或增粗，甚至伴有偏身肥大，称之为完全性偏侧巨脑，较为罕见。偏侧巨脑还可合并神经皮肤综合征，如神经纤维瘤病、结节性硬化等。

产前 MRI 表现为两侧大脑半球不对称，多为一侧大脑半球明显增大，少数情况下可仅累及一个脑叶。同侧侧脑室形态多表现异常，如侧脑室前角延长变直、侧脑室后角异常扩大。脑中线可向对侧偏移，常以枕叶处最为明显。患侧大脑灰白质分界模糊不清，白质信号降低。DWI 上，病变区脑组织可呈弥散受限高信号改变。患侧脑沟、脑回发育异常，表现为脑沟、脑回异常增多或减少，可伴多小脑回畸形或无脑回—巨脑回畸形。此外，部分病例同侧小脑半球亦异常增大。极少数情况下，同侧脑干和视神经亦受累增粗。对侧大脑半球体积可正常或较小，并可因中线偏移而在形态上发生一定变化。

偏侧巨脑畸形预后多不良。出生后，多数患儿表现为发育延迟、精神运动障碍、进行性偏瘫及难治性癫痫。癫痫常始于患儿生后半年内发作。癫痫发作的时间越早，运动或智力发育障碍越严重。严重者可在生后 1 年内死亡。

参考文献

［1］FLORES - SARNAT　L, et al. Hemimegalencephaly, part I: genetic, clinical and imaging aspects［J］. Journal of child neurology, 2002, 17: 373 - 384.

［2］ FLORES-SARNAT L，et al. Hemimegalencephaly，part 2. neuropathology suggests a disorder of cellular lineage ［J］. Journal of child neurology，2003，18：776 – 785.

［3］ MANORANJAN B，et al. Hemimegalencephaly：a fetal case with neuropathological confirmation and review of the literature ［J］. Acta neuropathologica，2010，120：117 – 130.

［4］ SASAKI M，et al. Clinical aspects of hemimegalencephaly by means of a nationwide survey ［J］. Journal of child neurology，2005，20：337 – 341.

［5］ DI Rocco C，et al. Hemimegalencephaly：clinical implications and surgical treatment ［J］. Child's nervous system，2006，22：852 – 866.

［6］ AGID R，et al. Prenatal MR diffusion – weighted imaging in a fetus with hemimegalencephaly ［J］. Pediatric radiology，2006，36：138 – 140.

［7］ SATO N，et al. Hemimegalencephaly：a study of abnormalities occurring outside the involved hemisphere ［J］. American journal of neuroradiology，2007，28：678 – 682.

［8］ ALVAREZ R M，et al. Hemimegalencephaly：prenatal diagnosis and outcome ［J］. Fetal diagnosis and therapy，2011，30：234 – 238.

（杨朝湘）

第十章　小头畸形

病例 1

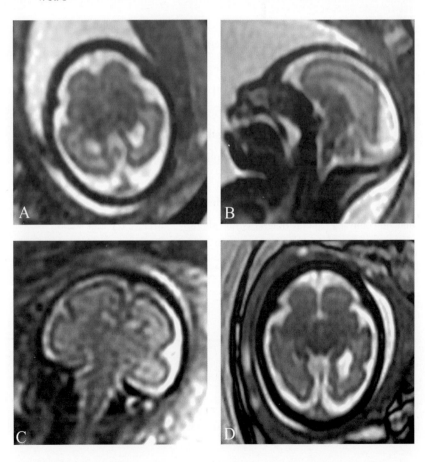

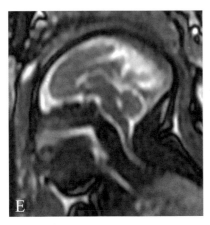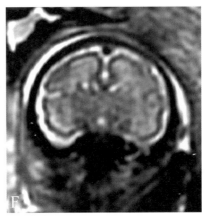

图 10 - 1 小头畸形

[产前资料]

孕 28 周，产前超声提示胎儿双顶径及头围明显小于孕周，胼胝体发育不良？

[MRI 表现及分析]

A—C 图：T2WI 轴位、矢状位与冠状位示胎儿颅脑体积明显较小，双顶径为 6.02 cm（孕 28 周 P 2.5 值为 6.65 cm）。大脑皮质发育异常，脑沟发育明显落后。前额呈扁平斜坡状。左侧侧脑室增宽。小脑横径明显小于孕周（未显示）。

D—F 图：5 周后（孕 33 周）复查 MRI，T2WI 轴位、矢状位与冠状位示胎儿颅脑体积仍明显较小，双顶径为 6.74 cm（孕 33 周 P 2.5 值为 7.87 cm）。皮质发育异常，脑沟稀少，呈巨脑回畸形改变。前额部斜坡状改变同前（该胎儿后引产，尸检提示胎儿颅骨缝过早骨性连接，前囟已闭。脑组织发育差，大脑组织仅 107 g，正常应约 250 g）。

病例 2

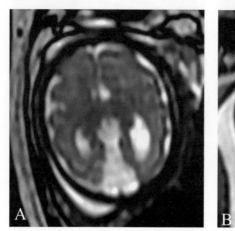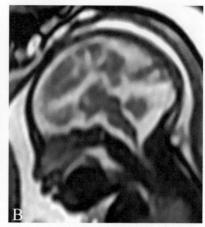

图 10 - 2　小头畸形并胼胝体缺如

[产前资料]

孕 30 周，产前超声提示胎儿双顶径及头围明显小于孕周。

[MRI 表现及分析]

A 图：T2WI 轴位示胎儿颅脑体积明显偏小，双顶径为 6.66 cm（孕 30 周 P 2.5 值为 7.21 cm）。两侧大脑脑沟明显不对称，左侧脑沟浅而密呈"锯齿状"，提示多小脑回畸形。双侧侧脑室分离，左侧侧脑室及纵裂池增宽，提示胼胝体发育不全。

B 图：T2WI 正中矢状位示胼胝体完全缺失，大脑半球内侧面脑沟呈异常放射状走行。后颅窝枕大池增宽。

病例 3

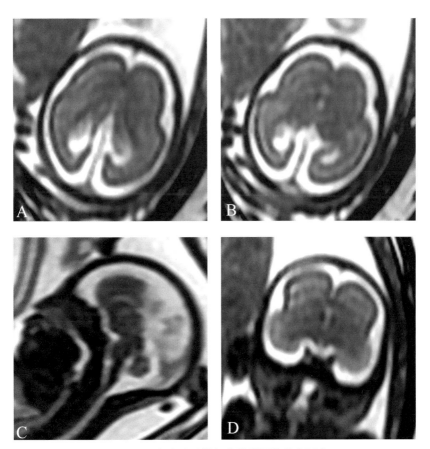

图 10 - 3　小头畸形并部分性胼胝体发育不全

[产前资料]

孕 25 周，产前超声提示胎儿双顶径及头围明显小于孕周。透明隔腔显示不清、胼胝体缺失可能。

[MRI 表现及分析]

A、B 图：T2WI 轴位连续层面示胎儿颅脑体积明显偏小，双顶径为 5.29 cm（孕 25 周 P 2.5 值为 5.7 cm）。两侧外侧裂较浅，脑沟形成不明显，提示无脑回畸形。双侧侧脑室后部分离，右侧侧脑室及纵裂池中后部增宽，提示胼胝体发育异常。

C 图：T2WI 正中矢状位示胼胝体体部及压部缺失，对应处大脑中后部内侧面脑沟呈放射状走行。

D 图：T2WI 冠状位示胎儿皮质发育异常，呈小头无脑回畸形改变。

病例 4

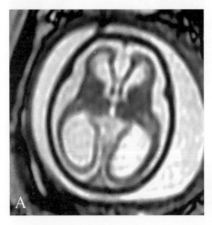
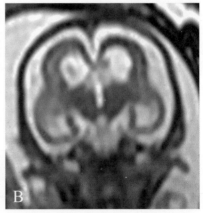

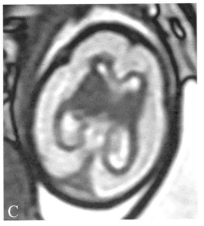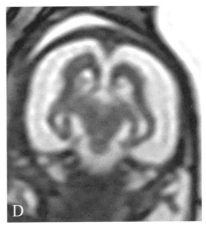

图 10 - 4　小头畸形

[产前资料]

孕 28 周，产前超声提示胎儿双侧侧脑室增宽。

[MRI 表现及分析]

A、B 图：T2WI 轴位与冠状位示胎儿颅脑体积较小，双顶径为 6.0 cm（孕 28 周 P 2.5 值为 6.65 cm）。两侧侧脑室明显增宽，大脑实质明显变薄。大脑皮质发育差，脑沟形成不明显。

C、D 图：2 周后（孕 30 周）复查 MRI，T2WI 轴位与冠状位示双顶径无增大，仍为 6.0 cm。大脑较前明显萎缩，脑外间隙显著增宽。大脑皮质表面变得不规则。

病例 5

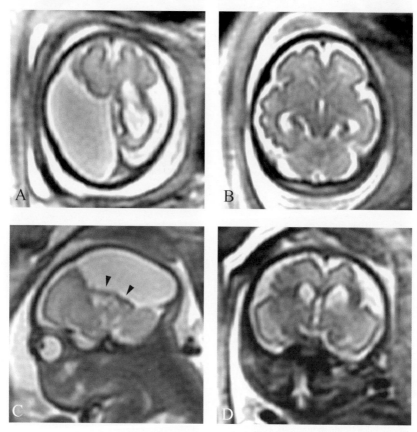

图 10 - 5　小头畸形

[产前资料]

孕 32 周，单绒毛膜双胎妊娠。2 周前（孕 30 周）产前超声提示双胎之一死亡，活胎胎儿双侧侧脑室增宽。

[MRI 表现及分析]

A、B 图：T2WI 轴位两个层面示胎儿颅脑体积较小，双顶径为

7.4 cm（孕 32 周 P 2.5 值为 7.67 cm）。双侧侧脑室增宽。双侧大脑脑沟发育明显不对称。双侧顶枕叶脑实质萎缩，以右侧显著，局部脑外间隙呈囊状增宽。

C 图：T2WI 矢状位示胎儿右侧顶枕叶明显萎缩，表面不规则（箭头示），脑外间隙呈囊状显著增宽。

D 图：T2WI 冠状位双侧额顶叶交界层面示脑实质变薄，皮质表面呈不规则"锯齿状"。

[鉴别诊断]

正常胎儿头颅在宫内受到宫壁、胎盘等结构的挤压，可致双顶径，甚至头围小于正常值。应从三个维度上观察胎儿颅腔容量及脑发育，尤其是皮质发育情况，勿误诊为小头畸形。此外，还要与宫内发育迟缓（IUGR）所致的胎儿头颅径线较小相鉴别。IUGR 者除头颅径线小外，其他各径线，如腹围、股骨干长等均相应较小，脑发育可正常。

[延展阅读]

先天性小头畸形（microcephaly）分为遗传性和非遗传性。遗传性小头畸形即常染色体隐性遗传小头畸形（MCPH），是由基因突变导致的一类疾病。迄今为止，共有 17 个 MCPH 相关基因位点被发现，均与人类神经细胞增殖相关。这表明，MCPH 的病因为基因缺陷致胎儿生发基质神经细胞增殖障碍或程序性细胞死亡增多，进而导致大脑皮质发育异常及脑容量明显小于正常。非遗传性小头畸形多由宫内感染所致，如巨细胞病毒感染。但目前与非遗传性小头畸形关联最紧密的莫过于 2015 年在南美洲暴发的寨卡病毒感染。孕妇感染寨卡病毒后会通过母体传播给胎儿，致使胎儿神经系统发育异常而罹患非遗传性小头畸形。

胎儿小头畸形的诊断标准为双顶径小于孕周正常值第 2.5 个百分位（P 2.5）或头围小于正常均值 3 个标准差。当产前超声提示胎儿头围过小，尤其是小于正常均值 3 个标准差时，应进一步行产前 MRI 和产前遗传学检查。产前 MRI 能够评估脑皮质的发育情况，在小头畸形的诊断上起着关键作用。典型小头畸形产前 MRI 表现为：①双顶径明显较小（小于 P 2.5）；②脑实质体积减少，大脑皮质发育不良，程度可从轻度脑沟脑回减少、多小脑回畸形至无脑回—巨脑回畸形；③可合并脑室扩大、胼胝体发育不全、灰质异常、脑裂畸形及小脑发育不全等；④颅骨形态异常，矢状位上前额部常呈向后倾斜状，严重者颅盖骨整体变小变扁。

　　无论是遗传性还是非遗传性小头畸形，胎儿出生后临床多有不同程度的喂养困难、认知发育落后、智力低下、语言发育迟缓等。有研究表明，头围的缩小程度与智商的降低程度呈线性相关。头围小于 4 个标准差且合并脑发育畸形、核型异常或宫内感染者，临床预后较差。

参考文献

［1］ MAHMOOD S，et al. Autosomal recessive primary microcephaly（MCPH）：clinical manifestations，genetic heterogeneity and mutation continuum ［J］. Orphanet journal of rare diseases，2011，6：39.

［2］ RIBEIRO B G，et al. Central nervous system effects of intrauterine zika virus infection：a pictorial review ［J］. Radiographics，2017，37（6）：1840 – 1850.

［3］ HANZLIK E，et al. Microcephaly ［J］. Children（Basel），2017，9：4（6）.

［4］ YANIV G，et al. Discrepancy in fetal head biometry between ultrasound and MRI in suspected microcephalic fetuses ［J］. Acta radiologica，2017，58（12）：1519 – 1527.

［5］ MALINGER G，et al. Assessment of fetal intracranial pathologies first demonstrated late in pregnancy：cell proliferation disorders ［J］. Reproductive biology and endocrinology，2003，14（1）：110.

［6］ BARKOVICH A J，et al. A developmental and genetic classification for malformations of cortical development: update 2012 ［J］. Brain, 2012, 135 (5): 1348 – 1369.

［7］ ADACHI Y, et al. Congenital microcephaly with a simplified gyral pattern: associated findings and their significance ［J］. American journal of neuroradiology, 2011, 32: 1123 – 1129.

［8］ DOBYNS W B. Primary microcephaly: new approaches for an old disorder ［J］. American journal of medical genetics, 2002, 112: 315 – 317.

（杨朝湘）

第十一章　幕上中线畸形

第一节　胼胝体发育不全与发育不良

病例 1

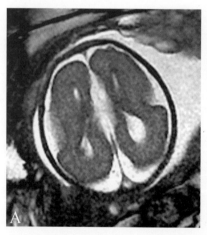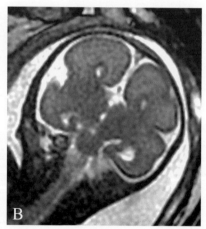

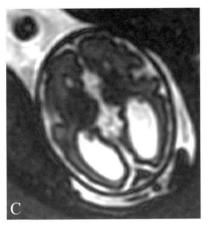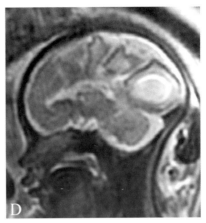

图 11 - 1 完全性胼胝体发育不全

[产前资料]

孕 27 周，产前超声提示胎儿双侧侧脑室扩张呈泪滴状，透明隔腔显示不清，胼胝体发育不全?

[MRI 表现与分析]

A、B 图：T2WI 轴位与冠状位示胎儿双侧侧脑室分离，纵裂池增宽，双侧大脑半球间胼胝体连接结构缺如。

C、D 图：3 周后（孕 30 周）复查 MRI。胎儿大脑皮层较前发育，脑沟增多。T2WI 轴位示双侧侧脑室后角呈"水滴"形扩大，正中矢状位示无胼胝体信号。额顶叶内侧面脑沟呈异常放射状走行。

病例 2

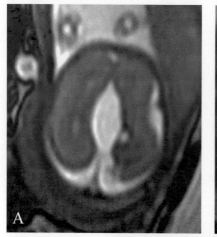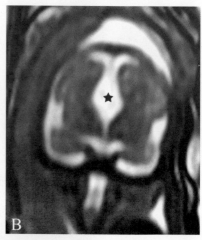

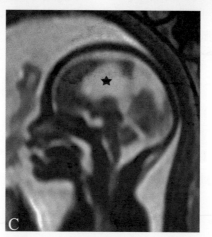

图 11 - 2　胼胝体缺如并中线囊肿

[产前资料]

　　孕 23 周，产前超声提示胎儿脑中线无回声声像——蛛网膜囊肿？透明隔腔显示不清。

[MRI 表现与分析]

A—C 图：T2WI 轴位、冠状位及矢状位示胎儿胼胝体完全缺失。中线纵裂池处可见梭形囊肿（B、C 图星号示）。

病例 3

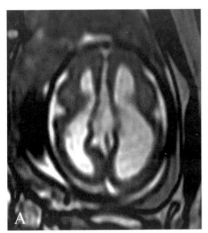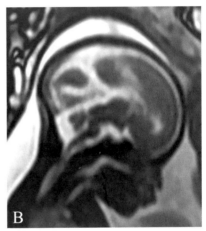

图 11 - 3 胼胝体缺如合并皮质发育异常

[产前资料]

孕 27 周，产前超声提示胎儿透明隔腔未见显示。

[MRI 表现与分析]

A 图：T2WI 轴位示胎儿胼胝体完全缺失。双侧大脑皮质异常，呈异常脑沟和宽大脑回改变。纵裂池处局部增宽，双侧侧脑室分离，左侧侧脑室明显增宽（17 mm）。

B 图：T2WI 正中矢状位示无胼胝体信号，放射状走行的脑沟直达第三脑室顶。

病例 4

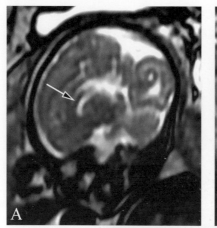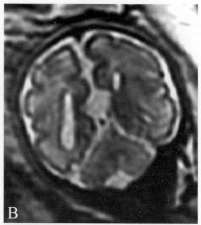

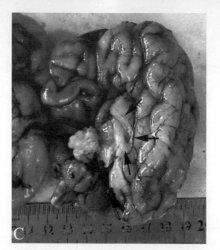

图 11 - 4　部分性胼胝体发育不全

[产前资料]

孕 31 周，产前超声提示胎儿中间帆腔？

[MRI 表现与分析]

A 图：T2WI 矢状位示胎儿胼胝体嘴部、膝部及体部可见（箭示），压部缺失。

B 图：T2WI 冠状位侧脑室后部层面示胼胝体压部缺失，纵裂池增宽，双侧侧脑室后角分离。

C 图：引产后尸检脑大体标本（正中矢状剖面）示胼胝体嘴部、膝部和体部可见（箭示），压部缺失。

病例 5

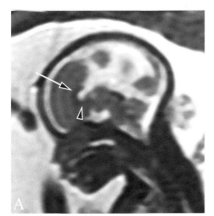
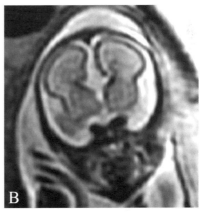

图 11 - 5　部分性胼胝体发育不全

[产前资料]

孕 24 周，产前超声提示胎儿中线区囊肿。

[MRI 表现与分析]

A 图：T2WI 矢状位示胎儿胼胝体膝部（箭示）及嘴部（箭头示）可见，体部和压部缺失。

B 图：T2WI 冠状位侧脑室中部层面示胼胝体体部缺失，纵裂池增宽，双侧侧脑室分离。

病例 6

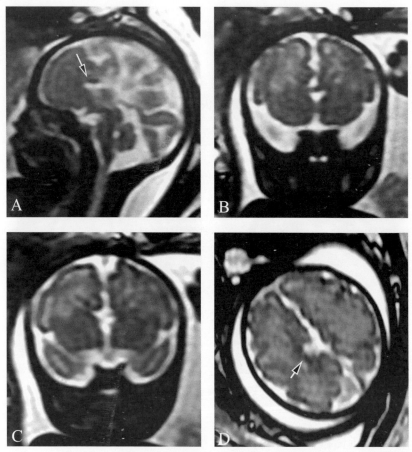

图 11 - 6　部分性胼胝体发育不全并局部皮质发育异常

[产前资料]

孕 31 周，产前超声提示胎儿胼胝体发育不全，考虑部分缺失可能。

[MRI 表现与分析]

A 图：T2WI 矢状位示胎儿胼胝体膝部及嘴部可见（箭示），体部和压部缺失。

B、C 图：T2WI 冠状位连续层面示胼胝体膝部可见，后面体部缺失。

D 图：T2WI 轴位示胎儿右侧顶叶内侧局部皮质凹陷，表面略呈"锯齿状"改变（箭示）。

病例 7

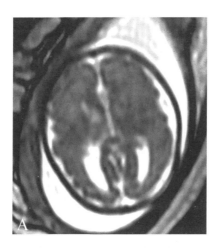

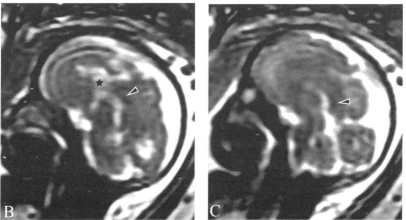

图 11 - 7　部分性胼胝体发育不全

[产前资料]

孕 30 周，产前超声提示胎儿右侧侧脑室增宽。

[MRI 表现与分析]

A 图：T2WI 轴位示胎儿胼胝体膝部缺失，前纵裂池后部局部增宽，双侧侧脑室前角分离。

B、C 图：T2WI 矢状位连续层面示胎儿胼胝体膝部缺失（B 图星号示），体部（B 图箭头示）和压部（C 图箭头示）可见。

病例 8

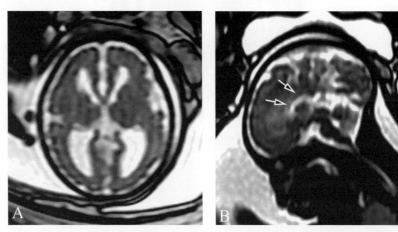

图 11 - 8　胼胝体发育不良

[产前资料]

孕 33 周，产前超声提示胎儿双侧侧脑室增宽，透明隔腔小，胼胝体短小。

[MRI 表现与分析]

A 图：T2WI 轴位示胎儿前纵裂池增深。前纵裂池后方可见胼胝体结构。双侧侧脑室增宽。注意双侧额颞叶脑皮质形态不规则，提示发育不良。

B 图：T2WI 正中矢状位示胎儿胼胝体可见，但较纤细（箭示）。

[鉴别诊断]

当胼胝体发育异常合并中线囊肿时，需与透明隔间腔增宽、蛛网膜囊肿、脑穿通畸形等相鉴别。根本鉴别点在于明确胼胝体是否存在。

[延展阅读]

胼胝体发育不全（agenesis of corpus callosum）分为完全性和部分性。完全性胼胝体发育不全，即胼胝体缺如，其成因一般认为是胚胎期胼胝体的起源结构——连合块的发育障碍所致，可合并海马联合缺失。而部分性胼胝体发育不全多认为是发育障碍或损伤性事件仅累及部分胼胝体。部分性胼胝体发育不全多发生于胼胝体后部，少数情况下可发生于胼胝体前部。

胼胝体发育不良（hypoplasia of corpus callosum）为胼胝体各部分均已出现，但较细小或短小。其发病多认为是胼胝体在初步成形后停止发育或发育障碍。原因可能与大脑皮质发育障碍及白质纤维束减少相关。

胼胝体发育不全或发育不良可孤立存在，也可伴脑室增宽。尤其是胼胝体发育不全，常伴双侧侧脑室后角水滴样扩大（colpocephaly）。胼胝体发育异常还可伴纵裂池中线囊肿。中线囊肿可与脑室系统相通或不相通，中线囊肿使得双侧侧脑室分离更为明显。其他可能伴发的中枢神经系统异常还有神经元移行障碍、小脑发育不良、脑膨出、Dandy - Walker 畸形等。据文献报道，63%～93% 的胼胝体发育不全胎儿合并有神经元移行障碍。

产前 MRI 相比于产前超声更易显示胎儿颅脑的正中矢状层面，能更清楚直观地观察胼胝体的情况。除矢状位外，MRI 还可结合轴位和冠状位三维观察胼胝体。因此，MRI 诊断胼胝体发育不全与发育不良的准确率较高。由于胼胝体发育不全常合并神经元移行障碍，因此在明确胼胝体发育不全之后，应仔细观察大脑皮质发育情况及其他脑结构情况，排除脑回发育异常、异常脑沟形成、灰质异位等相关畸形改变。

孤立性和非孤立性胼胝体发育异常的预后完全不同。前者一般认为可无明显症状或者有某一特定异常，例如精神或心理异常。近年来的研究表明，虽然 2/3 的孤立性胼胝体发育不全胎儿生后临床表现正常，但其中部分患儿会随着年龄的增长，逐渐暴露出诸如学习困难、智力障碍、语言沟通能力缺陷、睡眠障碍和癫痫等症状。一些患儿可能直到青春期或之后才显现为孤独症、注意力缺失症、精神分裂症等。因此，应谨慎看待孤立性胼胝体发育异常的预后。非孤立性胼胝体发育不全因合并其他脑内或/和脑外畸形，以及涉及综合征或染色体异常，预后较差。

参考文献

［1］LEOMBRONI M，et al. Fetal midline anomalies：diagnosis and counselling part 1：corpus callosum anomalies ［J］. European journal of paediatric neurology，2018，22：951 – 962.

［2］苏国锋，等. 以精神症状为主的胼胝体缺如一例 ［J］. 中华精神科杂志，2018，51：408 – 409.

［3］LUNGU O，et al. Agenesis of corpus callosum and emotional information processing in schizophrenia ［J］. Front psychiatry，2012，3：1.

［4］VASUDEVAN C，et al. Long – term outcome of antenatally diagnosed agenesis of the corpus callosum and cerebellar malformations ［J］. Seminars in fetal and neonatal medicine，2012，17：292 – 300.

［5］RAYBAUD C. The corpus callosum，the other great forebrain commissures，and the septum pellucidum：anatomy，development and malformation ［J］. Neuroradiology，2010，52：447 – 477.

　　［6］ROSSER T L，et al. Aicardi syndrome：spectrum of disease and long – term prognosis in 77 females ［J］. Pediatric neurology，2002，27：343 – 346.

　　［7］MANGIONE R，et al. Neurodevelopmental outcome following prenatal diagnosis of an isolated anomaly of the corpus callosum ［J］. Ultrasound in obstetrics & gynecology，2011，37：290 – 295.

（韩鹏慧　杨朝湘）

第二节　透明隔异常

病例 1

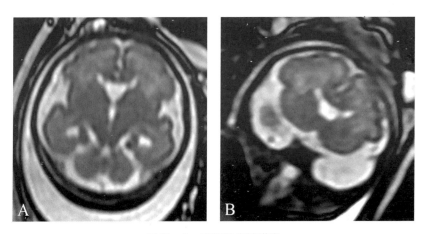

图 11 – 9　透明隔间腔增宽

[产前资料]

孕 29 周，产前超声提示胎儿透明隔间腔增宽。

[MRI 表现与分析]

　　A、B 图：T2WI 轴位与冠状位示位于双侧侧脑室前角间的透明隔间腔明显增宽，最宽处横径为 13 mm。

　　病例 2

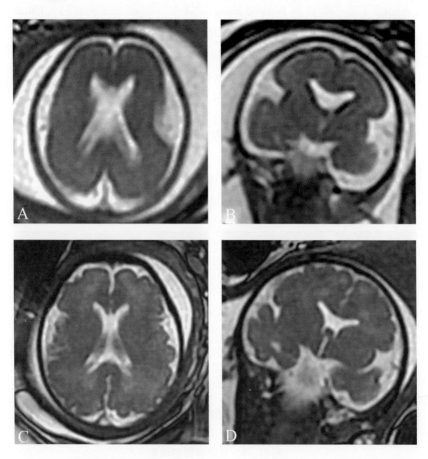

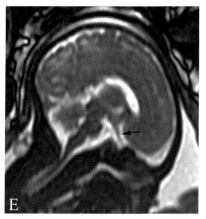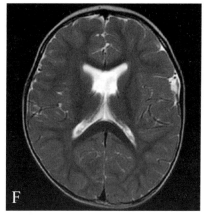

图 11－10　透明隔缺如

[产前资料]

孕 24 周，产前超声提示胎儿双侧侧脑室前角融合声像。

[MRI 表现与分析]

A、B 图：T2WI 轴位与冠状位示胎儿透明隔（间腔）缺如，双侧侧脑室相通。

C、D 图：约 7 周后（孕 31 周＋）复查 MRI，T2WI 轴位示透明隔结构缺如，冠状位示融合的双侧侧脑室前角略呈方形改变。

E 图：产前复查 MRI，T2WI 矢状位示胎儿视交叉显示良好(箭示)。

F 图：生后 2 岁复查 MRI，T2WI 轴位示无透明隔结构，融合的双侧侧脑室前角呈方形改变（该患儿随访至 4 岁，临床表现正常，无视力及发育障碍）。

病例 3

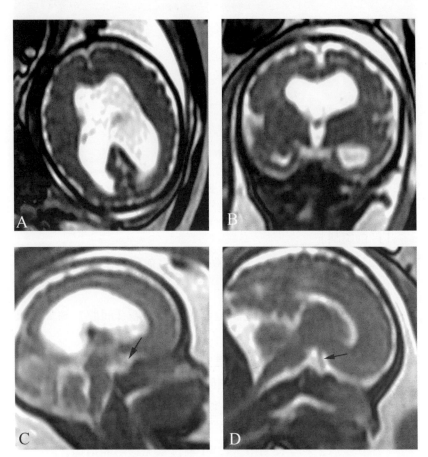

图 11 – 11　视隔发育不良

[产前资料]

孕 32 周，产前超声提示胎儿脑积水。

[MRI 表现与分析]

A、B 图：T2WI 轴位与冠状位示胎儿透明隔缺如，双侧侧脑室显著增宽并相通，前角融合呈方形。

C 图：T2WI 矢状位示视交叉显示不清（箭示），提示发育不良。

D 图：同孕周同层面正常对照示视交叉清晰可见（箭示）。

[鉴别诊断]

需与增宽的第三脑室、Galen 静脉动脉瘤样畸形、大脑半球间蛛网膜囊肿，以及较大的中间帆腔相鉴别。

[延展阅读]

透明隔间腔（cavum septum pellucidum）位于两侧脑室前部之间，由透明隔两个膜状小叶所隔出的腔隙，是脑发育进程中的一个暂时性结构。到生后 3~6 月，绝大多数人的透明隔间腔会消失，仅少数者可持续存在到儿童甚至成人期。透明隔间腔的宽度在胎儿期会随着脑中线结构的发育而有所变化，一般为 2~10 mm。

透明隔异常包括透明隔间腔增宽及透明隔发育不良或缺如。透明隔间腔增宽是指宽度超过 10 mm。当透明隔间腔过度增宽，出现明显占位效应时，又称透明隔囊肿。囊肿较大时可致室间孔梗阻，引发侧脑室积水扩张和颅内压升高。若透明隔部分或完全消失，致双侧侧脑室腔异常融合，即为透明隔发育不良或缺如。MRI 上可见融合的双侧侧脑室前角呈近似方形改变。透明隔发育不良或缺如可以是孤立性的，也可与视隔发育不良、前脑无裂畸形、胼胝体发育不全、脑裂畸形等合并发生。

透明隔间腔是产前影像学的一个重要的解剖学标志。当产前超声提示胎儿透明隔间腔显示不清或消失时，应进一步行产前 MRI 检查，以明确诊断并排除可能合并的各种脑畸形。而透明隔间腔增宽者，需影像学定期监测，以排除发展成透明隔囊肿致梗阻性脑积水的可能。

胎儿出生后透明隔间腔可持续存在且过宽，据文献报道，这可能与精神发育迟缓及神经精神异常相关。透明隔囊肿致梗阻性脑积水时，生后需外科干预。孤立性透明隔发育不良或缺如，一般预后较好，可无明显的神经功能异常；而当合并其他发育异常，如视隔发育不良、脑叶型前脑无裂畸形等时，预后较差。

参考文献

［1］ BORHA A, et al. Cavum septum pellucidum cyst in children: a case-based update ［J］. Child's nervous system, 2012, 28: 813-819.

［2］ LI Y, et al. Outcome of fetuses with cerebral ventriculomegaly and septum pellucidum leaflet abnormalities ［J］. American journal of roentgenology, 2011, 196: 83-92.

［3］ DINESH K, et al. Absent cavum septum pellucidum: a review with emphasis on associated commissural abnormalities ［J］. Pediatric radiology, 2015, 45: 950-964.

［4］ PILLIOD R A, et al. Diagnostic accuracy and clinical outcomes associated with prenatal diagnosis of fetal absent cavum septi pellucid ［J］. Prenatal diagnosis, 2018, 38: 395-401.

（陈园园　韩鹏慧　杨朝湘）

第三节　前脑无裂畸形

病例 1

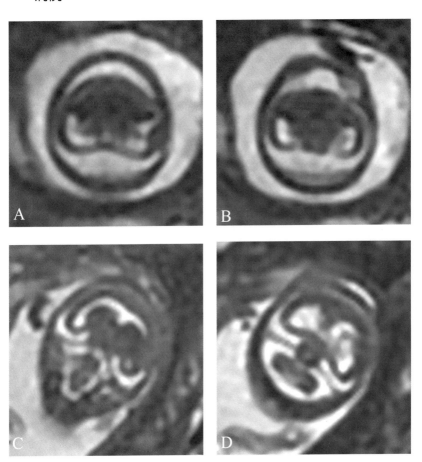

图 11 – 12　无叶型前脑无裂畸形

[产前资料]

孕 17 周，产前超声提示胎儿单一脑室，未见脑中线。

[MRI 表现与分析]

A、B 图：T2WI 轴位连续层面示无半球间裂形成。两侧丘脑、基底核团和中脑融合。

C、D 图：T2WI 冠状位连续层面示单一脑室。无半球间裂、透明隔间腔、胼胝体、大脑镰等中线结构。

病例 2

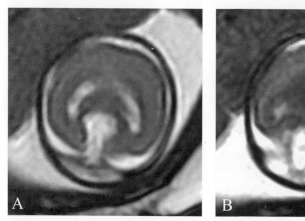
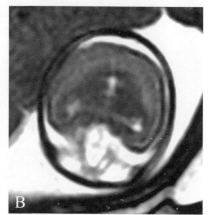

图 11 - 13　半叶型前脑无裂畸形

[产前资料]

孕 26 周，产前超声提示胎儿全前脑声像。

[MRI 表现与分析]

A、B 图：T2WI 轴位连续层面示胎儿后部半脑间裂形成。脑室初步分出两后角结构。第三脑室前部部分可见，两侧基底核团部分分开。

病例 3

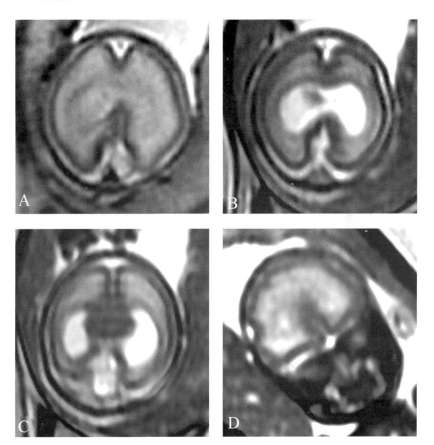

图 11 - 14　MIH 型前脑无裂畸形

[产前资料]

孕 27 周，产前超声提示胎儿全前脑声像；唇裂合并腭裂声像；鼻骨缺失声像。

[MRI 表现与分析]

A—C 图：T2WI 轴位连续三层面示胎儿两侧额叶后部及顶叶前

部融合。融合之前及后部可见半脑间裂。两侧脑室间无透明隔，呈融合状态。第三脑室未见，两侧基底核团融合。两侧大脑表面较光滑，白质信号增高。

D 图：T2WI 冠状位额顶叶交界层面示胎儿两侧半球顶部脑组织融合，无半球间裂形成。

病例 4

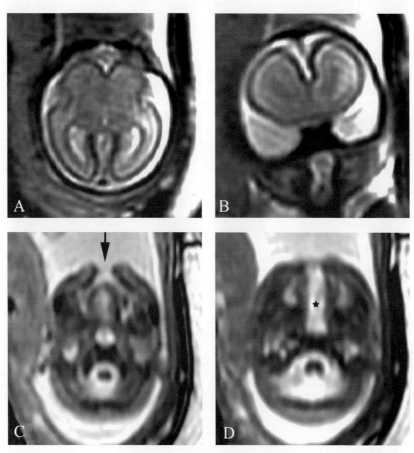

图 11 - 15　脑叶型前脑无裂畸形

[产前资料]

孕 25 周，产前超声提示胎儿全前脑声像；唇裂合并腭裂声像。

[MRI 表现与分析]

A 图：T2WI 轴位示胎儿两侧额叶部分融合。前纵裂池变短。

B 图：T2WI 冠状位额叶层面示胎儿两侧额叶下部融合，融合处上方仍可见半球间裂。

C、D 图：T2WI 轴位连续层面示胎儿合并唇裂（C 图箭示）及腭裂（D 图星号示）。

病例 5

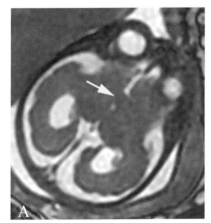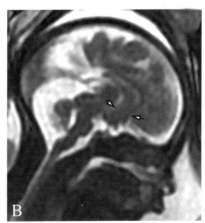

图 11 - 16　隔区—视前区型前脑无裂畸形

[产前资料]

孕 28 周，产前超声提示胎儿小脑蚓部发育不良，双侧侧脑室扩张，鼻骨缺失。

[MRI 表现与分析]

A 图：T2WI 轴位示于胎儿两侧额叶基底部见小段脑组织融合

（箭示），伴双侧侧脑室增宽。

B 图：T2WI 正中矢状位示胎儿两侧额叶融合处位于透明隔下方与视交叉上方（箭示）。另后颅窝处见蚓部较小，提示发育不良。枕大池增宽。

[鉴别诊断]

前脑无裂畸形需与视隔发育不良、胼胝体发育不全、积水性无脑畸形、脑穿通性畸形及脑积水相鉴别。典型者一般不难鉴别。脑叶型前脑无裂畸形与视隔发育不良均可见透明隔缺如，需通过观察前部半球间裂是否正常来鉴别两者。

[延展阅读]

前脑无裂畸形（holoprosencephaly）最早由 DeMyer 等人命名，是一组复杂的脑和面部先天畸形。发病是在妊娠约第 5 周时，原始前脑分裂成端脑和间脑障碍，导致双侧大脑半球完全或部分未分离。病因涉及遗传、环境及多因素共同作用。染色体异常所致者，最常见为 13 - 三体。基因突变所致者最常见为 SHH、ZIC2、SIX3 和 TGIF 基因异常。环境因素所致者，最常见为宫内感染，其次为母体糖尿病。

DeMyer 等人将前脑无裂畸形分为三型：无叶型（alobar）、半叶型（semilobar）和脑叶型（lobar）。以无叶型最为严重，也最常见。脑叶型相对较轻，最少见。需要指出的是，前脑无裂畸形是一个复杂的疾病谱，这三个分型并不能涵盖所有的病变类型，而且这三个分型之间也并无明晰的界定。近年来，又有学者提出了新的类型，如中段半球间变异型（middle interhemispheric variant，MIH）和隔区—视前区型。前者不同于经典型前脑无裂畸形的脑融合发生于全脑或额叶，而是发生于大脑中段，即额叶后部和顶叶前部；后者是比脑叶型程度更轻的前脑无裂畸形，融合仅涉及隔区和视前区间额叶基底部的一小段脑组织。

产前 MRI 能明确前脑无裂畸形的类型和程度。最严重的无叶型表现为无半球间裂，单一脑室，并可与异常形成的背侧囊肿相通；基底灰质核团、丘脑和中脑可融合为一团异常脑结构。半叶型表现为无前部半球间裂，双侧丘脑部分融合，侧脑室分出后角而前角缺失，胼胝体压部多可见。脑叶型表现为大脑半球大部分分离，仅额叶部分融合；透明隔和胼胝体前部缺如。MIH 型表现为两侧额叶后部及顶叶前部融合，胼胝体膝部和压部可见而体部缺失，两侧外侧裂呈垂直走行，并于大脑顶部表面相互沟通。产前 MRI 还可显示合并的颌面部中线异常，如唇腭裂、眼距过窄、单鼻孔、喙状鼻等。

前脑无裂畸形预后较差，宫内死亡率达 40%，且多数发生在妊娠早期。合并严重面部畸形者预后更差，生后仅有 2% 能存活 1 年以上。大多数无叶型前脑无裂畸形患儿在新生儿期死亡，围产期死亡率高达 89%。较轻类型者，如脑叶型和隔区—视前区型，可生存至儿童期或更久，但临床可有多种神经功能异常，包括精神发育迟缓、运动功能障碍、癫痫发作和内分泌异常等。75% 的前脑无裂畸形患儿还会因下丘脑融合而出现尿崩症。

参考文献

［1］ WINTER T C, et al. Holoprosencephaly：a survey of the entity, with embryology and fetal imaging ［J］. Radiographics, 2015, 35：275 – 290.

［2］ PICONE O, et al. Prenatal diagnosis of a possible new middle interhemispheric variant of holoprosencephaly using sonographic and magnetic resonance imaging ［J］. Ultrasound in obstetrics & gynecology, 2006, 28：229 – 231.

［3］ DUBOURG C, et al. Holoprosencephaly ［J］. Orphanet journal of rare diseases, 2007, 2：2 – 8.

［4］ HAHN J S, et al. Septopreoptic holoprosencephaly：a mild subtype associated with midline craniofacial anomalies ［J］. American journal of neuroradiology, 2010, 31：1596 – 1601.

［5］ HAHN J S, et al. Neuroimaging advances in holoprosencephaly：

refining the spectrum of the midline malformation ［J］. American journal of medical genetics, 2010, 154C: 120 - 132.

［6］SIMON E M, et al. Holoprosencephaly: new concepts ［J］. Magnetic resonance imaging of the pediatric shoulder, 2001, 9: 149 - 164.

［7］HAHN J S, et al. Evaluation and management of children with holoprosencephaly ［J］. Pediatric neurology, 2004, 31: 79 - 88.

（江肖松　杨朝湘）

第十二章 结节性硬化

病例 1

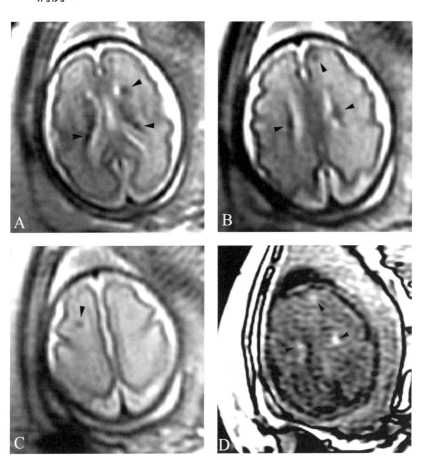

图 12 – 1 结节性硬化

[产前资料]

孕 28 周，产前超声提示胎儿心腔内占位性病变——横纹肌瘤？

[MRI 表现与分析]

A—C 图：T2WI 轴位连续三个层面示胎儿双侧侧脑室旁及大脑实质内多发低信号结节灶影（箭头示）。其中，脑实质内病灶位于皮质下区。

D 图：T1WI 轴位与 B 图同一层面示胎儿侧脑室旁及大脑实质内结节灶呈明显高信号（箭头示）。

病例 2

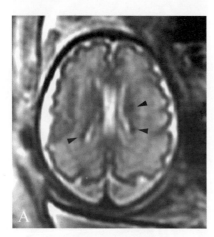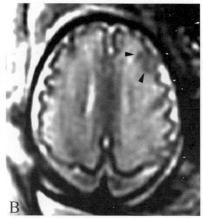

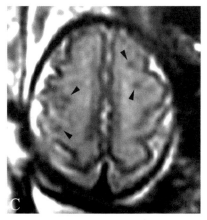
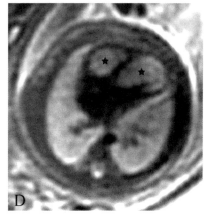

图 12 - 2 结节性硬化并心脏横纹肌瘤

[产前资料]

孕 30 周，产前超声提示胎儿室间隔至心尖部和右室侧壁各有 1 个高回声团，大小分别为 24 mm×13 mm 和 19 mm×12 mm，考虑横纹肌瘤。

[MRI 表现与分析]

A—C 图：T2WI 轴位连续三个层面示胎儿双侧侧脑室旁及大脑实质内多发低信号灶影（箭头示）。其中，位于左侧额叶皮质及皮质下处病灶较大（B 图箭头示）。

D 图：黑血序列 T2WI 轴位心脏层面示胎儿双侧心室腔内高信号占位，提示横纹肌瘤（星号示）。

病例 3

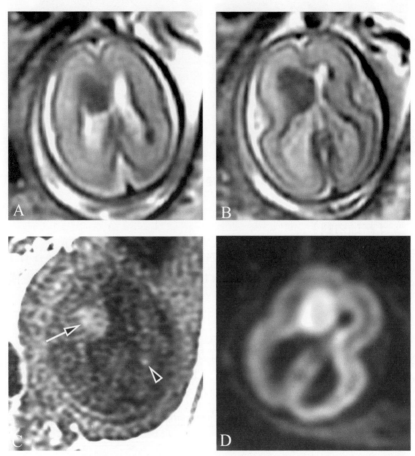

图 12 - 3　结节性硬化并室管膜下巨细胞星形细胞瘤

[产前资料]

孕 25 周，产前超声提示胎儿等回声占位性声像。

[MRI 表现与分析]

A、B 图：T2WI 轴位连续层面示胎儿右侧室间孔区较大类圆形低信号占位灶。双侧侧脑室增宽。左侧侧脑室旁多发低信号结节灶。

C 图：T1WI 轴位与图 B 同一层面示胎儿右侧室间孔区占位灶（箭示）及左侧侧脑室后角旁结节灶均呈明显高信号（箭头示）。

D 图：DWI 轴位与图 B 同一层面示胎儿右侧室间孔区占位灶呈高亮信号，信号强度高于脑皮质［该胎儿后引产，尸检提示胎儿颅内室管膜下巨细胞星形细胞瘤（2 cm），右心房横纹肌瘤（0.2 cm），肝脏及脾脏组织细胞增多，符合结节性硬化］。

[鉴别诊断]

结节性硬化的室管膜下结节需与室管膜下出血及室管膜下型灰质异位相鉴别。室管膜下出血一般为单发，亚急性期在 T1WI 上呈高信号，在 T2WI 上呈低信号。室管膜下型灰质异位多为多发，串珠状排列或呈条形。T1WI 和 T2WI 上均与脑皮质信号相同。而结节性硬化的脑室旁结节灶在 T1WI 上呈高于脑皮质信号的高信号，在 T2WI 上的信号比脑皮质信号低。

[延展阅读]

结节性硬化（tuberous sclerosis complex）又称为 Bourneville 病，是一种常染色体显性遗传的多系统受累疾病。除累及中枢神经系统外，还可累及皮肤、心脏、肺、肾等多个器官，以在组织器官中形成错构瘤为特点。结节性硬化的发生与位于染色体 9q34 和 6p13 的 TSC1 基因和 TSC2 基因突变密切相关。基因检测是产前诊断结节性硬化的金标准。当羊水或绒毛组织中发现 TSC1 或 TSC2 基因突变时即可确诊。但基因检测有一定的假阴性率，需要综合产前影像学检查以降低漏诊率。

产前影像学主要发现的相关异常包括两个方面，一是心脏横纹肌瘤。多由产前超声发现，表现为心肌壁或心腔内点状、结节状或团块状强回声，可多发。二是脑内病变。在这一点的诊断上，产前 MRI 较产前超声更具优势。结节性硬化脑内病变主要为室管膜下结节和脑实质内结节，以前者为主，可伴室管膜下巨细胞星形细胞瘤，一般由室管膜下结节演变而来，较少见。室管膜下结节在 MRI 上表现为侧脑室旁多发散在大小不等的结节状异常信号灶。在 T2WI 上呈低信号，在 T1WI 及 DWI 上呈高信号。脑实质内结节主要位于大脑皮质及皮质下区，信号特点与室管膜下结节相仿。室管膜下巨细胞星形细胞瘤位于室间孔区，常明显大于室管膜下结节。信号特点两者基本一致。

结节性硬化因病变涉及多个系统，预后多不良。生后30% ~ 40%的患儿会出现临床三联症，即癫痫、面部血管纤维瘤和智力低下。在所有出现的中枢神经系统症状中，以癫痫的发生率最高，约90%；其次为智力低下，发生率约50%；其他如发育迟缓、行为异常和孤独症，发生率为25% ~ 50%。

参考文献

［1］NORTHRUP H，et al. International tuberous sclerosis complex consensus croup［J］. Pediatric radiology，2013，49：243 – 254.

［2］RODRIGUES D A，et al. Tuberous sclerosis complex［J］. Anais Brasileiros de Dermatologia，2012，87：184 – 196.

［3］SADOWSKI K，et al. Systemic effects of treatment with mTOR inhibitors in tuberous sclerosis complex：a comprehensive review［J］. Journal of the European academy of dermatology and venereology，2016，30：586 – 594.

［4］JACKS S K，et al. Tuberous sclerosis complex：an update for dermatologists［J］. Pediatric dermatology，2015，32：563 – 570.

［5］MACKEIGAN J P，et al. Differentiating the mTOR inhibitors everolimus and sirolimus in the treatment of tuberous sclerosis complex［J］. Neuro – oncology，2015，17：1550 – 1559.

［6］PRABOWO A S，et al. Fetal brain lesions in tuberous sclerosis complex：TORC1 activation and inflammation［J］. Brain pathology，

2013，23：45 － 59.

［7］ SAADA J, et al. Prenatal diagnosis of cardiac rhabdomyomas：incidence of associated cerebral lesions of tuberous sclerosis complex ［J］. Ultrasound obstet gynecol, 2009, 34：155 － 159.

［8］ WANG C C, et al. Prenatal diagnosis of tuberous sclerosis complex using fetal ultrasonography and magnetic resonance imaging and genetic testing ［J］. Taiwanese journal of obstetrics and gynecology, 2018, 57：163 － 165.

［9］ CURATIOLO P, et al. Tuberous sclerosis ［J］. Lancet, 2008, 372：657 － 668.

（陈文俊　杨朝湘）

第十三章　后颅窝畸形

第一节　Dandy – Walker 畸形

病例 1

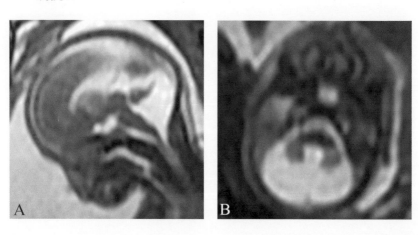

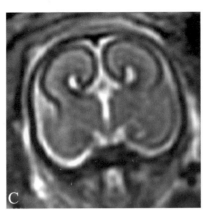

图 13 - 1　Dandy – Walker 畸形合并胼胝体发育不全

[产前资料]

孕 22 周，产前超声提示胎儿小脑下蚓部缺失，后颅窝池增宽（15 mm）。

[MRI 表现与分析]

A 图：T2WI 矢状位示胎儿第四脑室囊性扩大、后颅窝池显著增宽；小脑蚓部明显发育不良、细小，并逆时针向上翻转；小脑幕和窦汇上移。

B 图：T2WI 轴位示扩大的第四脑室与显著增宽的后颅窝池相通。相通处之双侧小脑半球向外侧移位。

C 图：T2WI 冠状位示胎儿胼胝体缺失，双侧侧脑室分离，纵裂池增宽。

病例 2

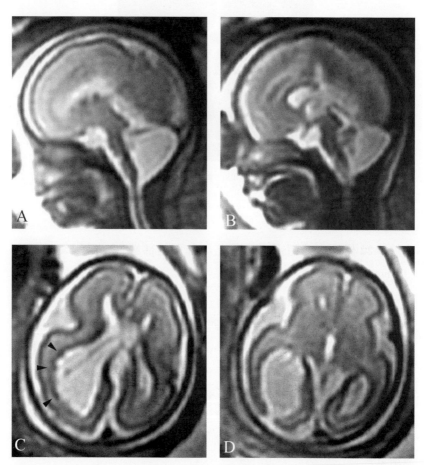

图 13 - 2　Dandy - Walker 畸形合并幕上多发畸形

[产前资料]

孕 25 周，产前超声提示胎儿 Dandy – Walker 畸形声像，胼胝体部分发育不全，右侧侧脑室扩张。

[MRI 表现与分析]

A、B 图：T2WI 矢状位连续层面示胎儿后颅窝巨大囊肿样改变，小脑蚓部纤细并向上翻转。幕上中线处见胼胝体压部缺失。

C 图：T2WI 轴位侧脑室层面示胎儿右侧侧脑室扩大，三角区旁可见多发室管膜下灰质异位结节灶（箭头示）。双侧大脑半球体积及脑沟形态不对称。

D 图：T2WI 轴位丘脑层面示胎儿右侧侧脑室后角与蛛网膜下腔间裂隙相通，裂隙衬有灰质，提示右枕叶脑裂畸形改变。

病例 3

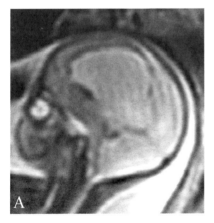
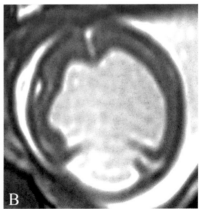

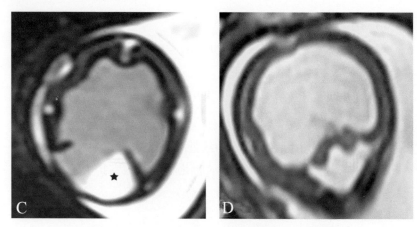

图 13 – 3   Dandy – Walker 畸形合并幕上多发畸形

[产前资料]

孕 21 周，产前超声提示胎儿双顶径及头围大于孕周，脑积水，Dandy – Walker 畸形声像。

[MRI 表现与分析]

A 图：T2WI 矢状位示胎儿后颅窝巨大囊肿样改变，小脑蚓部纤细并翻转。小脑天幕上抬。

B 图：T2WI 轴位示双侧侧脑室显著积水扩张，透明隔缺失，双侧侧脑室相通，其后部局部中断，与蛛网膜下腔相通。

C 图：重水序列 T2WI 轴位与 B 图同一层面示扩张并与后部蛛网膜下腔相通之双侧侧脑室内信号，与向上扩展的后颅窝囊肿信号（星号示）明显不同。提示两者在脑脊液状态或内含成分上有所不同，两者间可能未有效沟通。

D 图：T2WI 冠状位示双侧融合且显著扩大的侧脑室。双侧大脑实质变薄。后颅窝见第四脑室囊性扩大改变。

病例 4

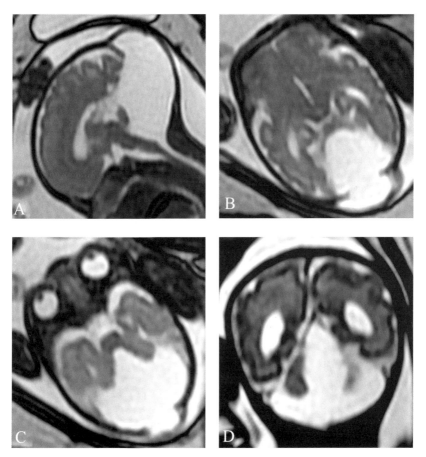

图 13 - 4　Dandy - Walker 畸形合并脑膜膨出

[产前资料]

孕 31 周，产前超声提示胎儿小脑蚓部缺失。

[MRI 表现与分析]

A 图：T2WI 矢状位示胎儿后颅窝显著扩大及巨大囊肿样改变。

局部脑膜组织及脑脊液经枕骨部分缺损处向外膨出。小脑蚓部细小并翻转。小脑天幕上抬。

B、C 图：T2WI 轴位连续层面示自第四脑室向后之巨大囊肿样改变。其后方见部分脑膜及脑脊液经枕骨缺损处向外膨出。

D 图：T2WI 冠状位示异常扩大的第四脑室致双侧小脑半球向外侧移位。小脑天幕及窦汇明显上移。

[鉴别诊断]

需与其他后颅窝囊性病变相鉴别，包括 Blake's pouch 囊肿、大枕大池及后颅窝蛛网膜囊肿。Blake's pouch 囊肿的小脑蚓部发育正常，第四脑室扩大及蚓部上翻程度一般较轻，小脑天幕无上抬。大枕大池的第四脑室无扩大，小脑蚓部发育和位置正常。蛛网膜囊肿的第四脑室亦无扩大，蚓部正常；囊肿较大时可压迫小脑和第四脑室，小脑天幕可上抬。

[延展阅读]

典型的 Dandy – Walker 畸形（Dandy – Walker malformation）是 Dandy – Walker 系列异常（Dandy – Walker continuum）中最严重的类型。最初认为 Dandy – Walker 畸形是因第四脑室正中孔和侧孔闭锁所致。现在的观点认为，其发生更可能是胚胎早期结构，如菱脑顶部及前膜区发育缺陷的结果。典型 Dandy – Walker 畸形包含三个部分，即完全性或部分性蚓部发育不全并翻转、第四脑室囊性扩大与增宽的后颅窝池相通，以及小脑天幕和窦汇上抬。

Dandy – Walker 畸形的产前 MRI 诊断主要依据其三个部分的影像表现。其中，蚓部是否缺失或发育不良、细小是 MRI 诊断的关键。第四脑室囊性扩大致发育不良的蚓部向上翻转，干蚓角常大于 45°，严重者近 90°。而小脑天幕和窦汇上抬是 Dandy – Walker 畸形与其他后颅窝异常相鉴别的一个重要依据。此外，MRI 还可显示可能合并的其他畸形，如脑积水、胼胝体发育不全、大脑皮质发育异常、脑膨出等。

　　典型的 Dandy – Walker 畸形一般预后较差，生后可出现精神运动发育迟缓、癫痫发作、听力和视力障碍及智力障碍等。如果合并其他脑畸形或脑外畸形，预后更差。

参考文献

［1］ KLEIN O，et al. Dandy – Walker malformation：prenatal diagnosis and prognosis ［J］. Child's nervous system，2003，19：484 – 489.

［2］ KÖLBLE N，et al. Dandy – Walker malformation：prenatal diagnosis and outcome ［J］. Prenatal diagnosis，2000，20：318 – 327.

［3］ GUIBAUD L，et al. Prenatal diagnosis of "isolated" Dandy – Walker malformation：imaging findings and prenatal counselling ［J］. Prenatal diagnosis，2012，32：185 – 193.

［4］ CALABRO F，et al. Blake's pouch：an entity within the Dandy – Walker continuum ［J］. Neuroradiology，2000，42：290 – 295.

［5］ VOLPE P，et al. Brainstem – vermis and brainstem – tentorium angles allow accurate categorization of fetal upward rotation of cerebellar vermis ［J］. Ultrasound in obstetrics & gynecology，2012，39：632 – 635.

（韩鹏慧　杨朝湘）

第二节　Blake's pouch 囊肿

病例

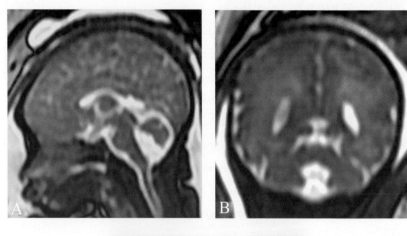

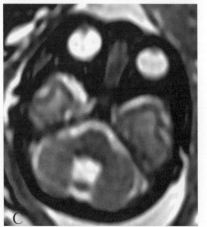

图 13 - 5　Blake's pouch 囊肿

[产前资料]

孕 35 周，产前超声提示胎儿第四脑室增宽，蚓部显示不清。

[MRI 表现与分析]

A—C 图：T2WI 矢状位、冠状位及轴位示胎儿小脑蚓部向后上翻转，第四脑室增宽与枕大池相通，干蚓角 28°（Blake's pouch 囊肿占位效应改变）。蚓部发育正常。

[鉴别诊断]

需与其他后颅窝囊性畸形鉴别，如 Dandy－Walker 畸形、蛛网膜囊肿及大枕大池。根据小脑蚓部翻转、第四脑室扩大与枕大池相通、干蚓角扩大、蚓部发育正常等 Blake's pouch 囊肿的典型征象，一般不难鉴别。

[延展阅读]

Tortori－Donati 等于 1996 年首次提出了 Blake's pouch 囊肿的概念并阐述了其形成机制。而在此之前，该病多被认为是大枕大池或后颅窝蛛网膜囊肿。

Blake's pouch 囊肿的发生与胎儿发育过渡性结构——Blake 囊袋未能正常开窗并形成第四脑室正中孔相关。一般认为，正中孔形成不会晚于孕 26 周。如果正中孔始终不能正常形成，之后形成的第四脑室侧孔又不能满足脑室系统与蛛网膜下腔间脑脊液循环的需要，就可致 Blake 囊袋扩大，推移小脑蚓部向后上翻转，并致第四脑室向枕大池内扩展，严重者可继发梗阻性脑积水。由于这一发病过程不涉及小脑蚓部发育，故蚓部大小形态一般正常。

产前 MRI 较之产前超声更易获取后颅窝的正中矢状层面，对小脑蚓部的显示也更具优势。在 Blake's pouch 囊肿的诊断上，除干蚓角增大外，蚓部发育是否正常是诊断及与其他后颅窝囊性病变，如 Dandy－Walker 畸形相鉴别的一个关键。MRI 还可监测 Blake's pouch 囊肿的转归，观察有无继发梗阻性脑积水。

关于 Blake's pouch 囊肿的预后尚缺乏系统性的随访研究。现有的文献多认为 Blake's pouch 囊肿一般无继发脑积水，预后较好，生后无明显临床症状。但也有生后出现进行性脑积水及神经发育障碍的报道。

参考文献

[1] HIRONO S, et al. Postnatal development of Blake's pouch cyst: a case report and new insight for its pathogenesis [J]. Child's nervous system, 2014, 30: 1767 – 1771.

[2] 管红梅, 等. 儿童 Blake's 囊肿的磁共振征象分析 [J]. 临床放射学杂志, 2016, 35: 1742 – 1745.

[3] CORNIPS E M, et al. The clinical spectrum of Blake's pouch cyst: report of six illustrative cases [J]. Child's nervous system, 2010, 26: 1057 – 1064.

[4] GANDOLFI C G, et al. Prenatal diagnosis and outcome of fetal posterior fossa fluid collections [J]. Ultrasound in obstetrics & gynecology, 2012, 39: 625 – 631.

[5] NELSON M J, et al. A different approach to cysts of the posterior fossa [J]. Prenatal diagnosis, 2004, 34: 720 – 732.

[6] PALADINI D, et al. Abnormal or delayed development of the posterior membranous area of the brain: anatomy, ultrasound diagnosis, natural history and outcome of Blake's pouch cyst in the fetus [J]. Ultrasound in obstetrics & gynecology, 2012, 39: 279 – 287.

（江肖松　杨朝湘）

第三节　大枕大池

病例

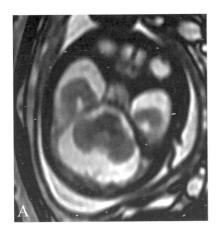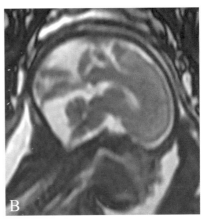

图 13-6　大枕大池

[产前资料]

孕 30 周，产前超声提示胎儿后颅窝池增宽。

[MRI 表现与分析]

A、B 图：T2WI 轴位与矢状位示胎儿枕大池明显增宽（12 mm），无占位效应。小脑半球与蚓部发育正常。第四脑室形态无异常。

[鉴别诊断]

需与后颅窝其他畸形，如小脑蚓部发育不良、Blake's pouch 囊肿、后颅窝蛛网膜囊肿等相鉴别。大枕大池不伴蚓部和第四脑室异常，无占位效应，不难鉴别。

[延展阅读]

大枕大池（mega cisterna magna）的概念最早由 Gonsette 提出，用以描述脑室造影所见的枕大池扩大。一般认为，大枕大池是由于 Blake 囊袋形成正中孔和侧孔出现延迟或轻度缺陷，致其短暂性轻中度扩张而引发枕大池增宽。与 Blake's pouch 囊肿不同，大枕大池无占位效应，也无蚓部翻转和梗阻性脑积水改变。

大枕大池较常见，约占所有后颅窝囊性异常的 50%。产前超声和产前 MRI 诊断大枕大池的标准都是宽度大于 10 mm。诊断时需确认无占位效应，小脑半球、蚓部与第四脑室的大小、形态及位置均正常。

90% ~95% 的孤立性大枕大池胎儿生后发育正常，预后良好。但文献报道有极少数患儿可出现轻度神经系统异常或运动发育延迟。若大枕大池合并其他中枢神经系统异常，则预后与所合并异常的严重程度相关。据文献报道，非孤立性大枕大池较多合并室管膜下型灰质异位。

参考文献

[1] ZIMMER E Z, et al. Clinical significance of isolated mega cisterna magna [J]. Archives of gynecology and obstetrics, 2007, 276: 487 –490.

[2] D'ANTONIO F, et al. Systematic review and meta – analysis of isolated posterior fossa malformations on prenatal imaging (part 2): neuro-developmental outcome [J]. Ultrasound in obstetrics & gynecology, 2016, 48: 28 –37.

[3] BARGALLÓ N, et al. Hereditary subependymal heterotopia associated with mega cisterna magna: antenatal diagnosis with magnetic resonance imaging [J]. Ultrasound in obstetrics & gynecology, 2002, 20: 86 –89.

[4] GHALI R, et al. Perinatal and short – term neonatal outcomes of

posterior fossa anomalies [J]. Fetal diagnosis and therapy, 2014, 35: 108 – 117.

[5] LONG A, et al. Outcome of fetal cerebral posterior fossa anomalies [J]. Prenatal diagnosis, 2006, 26: 707 – 710.

[6] PATEK K J, et al. Posterior fossa anomalies diagnosed with fetal MRI: associated anomalies and neurodevelopmental outcomes [J]. Prenatal diagnosis, 2012, 32 (1): 75 – 82.

[7] SHEKDAR K. Posterior fossa malformations [J]. Seminars in ultrasound, CT and MR, 2011, 32: 228 – 241.

（唐 雯 杨朝湘）

第四节 小脑发育不良

病例 1

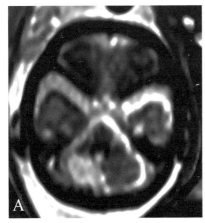 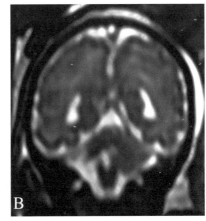

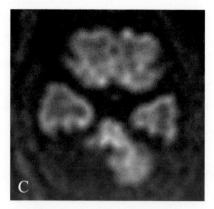

图 13 - 7　右侧小脑发育不良

[产前资料]

孕 34 周，产前超声提示胎儿右侧小脑半球部分缺如。

[MRI 表现与分析]

A、B 图：T2WI 轴位及冠状位示胎儿右侧小脑半球大部缺失，残缘不规则。蚓部可见。

C 图：DWI 轴位示胎儿右侧小脑半球缺失处信号同脑脊液。

病例 2

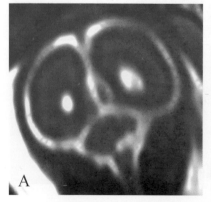
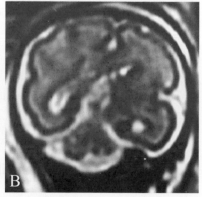

图 13 - 8　左侧小脑发育不良

[产前资料]

孕 25 周，产前超声提示胎儿小脑发育异常。

[MRI 表现与分析]

A 图：T2WI 冠状位示胎儿小脑横径明显小于正常值。左侧小脑半球缩小，边缘欠光滑。蚓部正常。

B 图：4 周（孕 29 周）后复查 MRI，T2WI 冠状位示胎儿左侧小脑半球异常改变同前。

病例 3

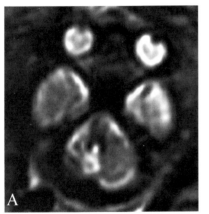
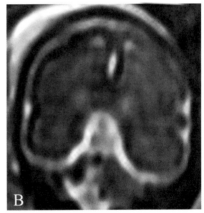
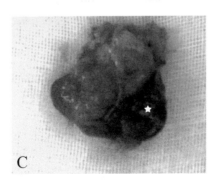

图 13 - 9　右侧小脑发育不良

[产前资料]

孕 27 周，产前超声提示胎儿右侧小脑半球小，第四脑室增宽，小脑蚓部显示欠清。

[MRI 表现与分析]

A、B 图：T2WI 轴位与冠状位示胎儿右侧小脑半球显著缩小且信号较低。蚓部亦明显缩小。

C 图：尸检标本（背面观）示右侧小脑半球残余部分呈暗红色（星号示），提示为出血损伤后改变。

病例 4

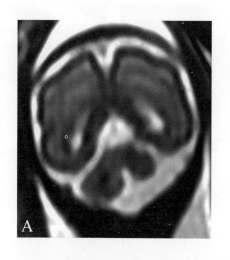

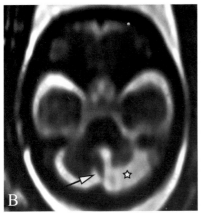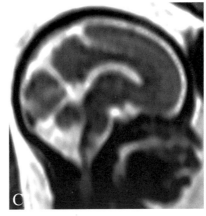

图 13 - 10　小脑发育不良合并 Blake's pouch 囊肿

[产前资料]

孕 26 周，产前超声提示胎儿小脑蚓部缺失?

[MRI 表现与分析]

A 图：T2WI 冠状位示胎儿左侧小脑半球体积缩小。

B 图：T2WI 轴位示自第四脑室向后至发育不良的左侧小脑半球和后颅窝后缘之间隐见囊肿影（星号示）。其右侧见由囊壁和第四脑室脉络丛构成的低信号影（箭示）。

C 图：T2WI 正中矢状位示胎儿蚓部向后上方翻转，第四脑室增宽并与枕大池相通。

[鉴别诊断]

小脑发育不良需与大枕大池、Blake's pouch 囊肿、后颅窝蛛网膜囊肿相鉴别。大枕大池表现为单纯性枕大池增宽，小脑半球及蚓部发育正常。Blake's pouch 囊肿表现为第四脑室扩张和干蚓角增大，可伴脑积水，小脑半球及蚓部正常。后颅窝蛛网膜囊肿有占位效应，可推移小脑致局部枕大池增宽，但小脑结构一般正常。

[延展阅读]

小脑发育不良（cerebellar hypoplasia）的发生与遗传异常、出血、缺血缺氧以及宫内感染等相关。本病可单独出现，也可以是临床综合征，如 PHACES 综合征中的一个表现。

小脑发育不良可以是小脑整体对称性缩小，表现为小脑横径（TCD）明显小于孕周正常值，多累及蚓部。若合并桥脑细小，则称之为桥小脑发育不良（pontocerebellar hypoplasia）；也可以是单侧小脑发育不良（unilateral cerebellar hypoplasia），即单侧小脑半球变小和形态异常。单侧者可由出血引起，多发生于孕 18～24 周，出血部位多位于软脑膜下的小脑外颗粒层。小脑蚓部可正常或受累。

产前 MRI 通过测量 TCD 来评估小脑发育情况。小脑整体发育不良时，表现为 TCD 明显缩小。此时，需注意观察其他脑结构，如脑干、脑室、大脑皮质、胼胝体等，以排除合并畸形。单侧小脑发育不良的 MRI 表现差异较大，程度较轻者仅表现为一侧小脑半球局部缩小，较重者患侧小脑半球完全缺失，并伴蚓部发育不良。

小脑发育不良的预后与小脑缩小的程度、蚓部是否受累，以及有无合并其他脑畸形相关。患儿生后常见的临床表现为肌张力异常和共济失调，还可有生长发育迟缓和认知功能障碍。少数患儿可合并语言、情感和社交障碍。单侧小脑发育不良的预后总体上要好于完全受累者，其预后主要与小脑蚓部是否受累相关。当蚓部正常时，临床症状可不明显；当蚓部受累时，除表现为小脑神经功能异常外，还会增加患儿智力障碍和孤独症的风险。

参考文献

[1] LERMAN‒SAGIE T, et al. Fetal cerebellar disorders [J]. Handbook of clinical neurology, 2018, 155：3‒23.

[2] KUMAR A, et al. Ethanol impairs activation of retinoic acid receptors in cerebellar granule cells in a rodent model of fetal alcohol spec-

trum disorders［J］. Alcoholism – clinical and experimental research，2010，34：928 –937.

［3］ MURAKAMI A，et al. A morphometric study to establish criteria for fetal and neonatal cerebellar hypoplasia：a special emphasis on trisomy 18［J］. Pathology international，2016，66：15 –22.

［4］ ANDRIEUX J，et al. Prenatal diagnosis of ring chromosome 6 in a fetus with cerebellar hypoplasia and partial agenesis of corpus callosum：case report and review of the literature［J］. European journal of medical genetics，2005，48：199 –206.

［5］ VASUDEVAN C，et al. Long – term outcome of antenatally diagnosed agenesis of corpus callosum and cerebellar malformations［J］. Seminars in fetal and neonatal medicine，2012，17：295 –300.

［6］ MASSOUD M，et al. Prenatal unilateral cerebellar hypoplasia in a series of 26 cases：significance and implications for prenatal diagnosis［J］. Ultrasound in obstetrics & gynecology，2014，44：447 –454.

（陈文俊　韩鹏慧　杨朝湘）

第五节　Chiari 畸形

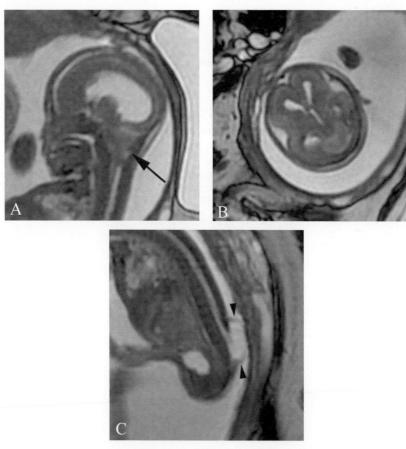

图 13 – 11　Ⅱ型 Chiari 畸形

[产前资料]

孕 24 周，产前超声提示胎儿开放性脊柱裂合并脑积水。

[MRI 表现与分析]

A、B 图：T2WI 矢状位及轴位示胎儿后颅窝容积较小，部分小脑组织疝出至枕骨大孔平面以下（A 图箭示）。可见"后颅窝拥挤"征，第四脑室、桥前池及枕大池闭塞。并伴脑积水。

C 图：T2WI 矢状位示胎儿骶尾部脊柱闭合不全及膨出包块影（箭头示）。

[鉴别诊断]

Chiari 畸形需与后颅窝肿瘤相鉴别。后颅窝肿瘤有占位效应，可见后颅窝脑结构受压改变，与 Chiari 畸形的"后颅窝拥挤"征表现不同。

[延展阅读]

Chiari 畸形（Chiari malformation）是主要以后颅窝脑组织向枕骨大孔下方疝出为特征的一类先天性发育畸形。该畸形由 Chiari 在 1891 年首次报道，可分为三型：Ⅰ型为单纯小脑扁桃体位置下移，可合并脊髓空洞、颅底凹陷和脑积水。Ⅱ型表现为小脑扁桃体和延髓向下疝入椎管，伴有脑干和第四脑室的拉长变形和低位、延髓扭结，以及枕大池和桥前池闭塞消失；常与开放性脊柱闭合不全合并发生。Ⅲ型为最严重的一型，极少见，除脑干、小脑和第四脑室不同程度疝出外，还伴有枕部脑膨出或上颈段脊膜膨出。

产前 MRI 较少见典型的 Ⅰ 型 Chiari 畸形，相当一部分病例是在生后逐渐发展形成的。回顾研究发现，生后发生的病例可能与胎儿期后颅窝发育较小相关。因此，当产前 MRI 发现胎儿的后颅窝容积较小时，需注意随访。Ⅱ 型 Chiari 畸形在产前 MRI 上以矢状位观察为佳，典型表现为小脑及脑干的下疝，后颅窝变小，窝内结构拥挤，第四脑室及蛛网膜下腔变窄消失，常伴有继发性幕上脑积水，有的还合并胼胝体发育不全。由于此型与开放性脊柱闭合不全密切相关，因此当产前 MRI 发现胎儿小脑下疝时，需常规排查胎儿脊柱。

Chiari 畸形因下疝的小脑压迫延髓、后组颅神经或影响脑脊液循环而引发各种相应的感觉和运动障碍。Ⅱ型 Chiari 畸形因合并开放性脊柱闭合不全，若产前不能有效干预，预后多不佳。

参考文献

［1］GHI T，et al. Prenatal diagnosis of open and closed spina bifida ［J］. Ultrasound in obstetrics & gynecology，2006，28：899 – 903.

［2］SMITH A B，et al. Diagnosis of Chiari Ⅲ malformation by second trimester fetal MRI with postnatal MRI and CT correlation ［J］. Pediatric radiology，2007，37：1035 – 1038.

［3］RIGHINI A，et al. Fetal MRI features related to the Chiari malformations ［J］. Neurological sciences，2011，32：279 – 281.

［4］CHAPMAN T，et al. Diagnostic imaging of posterior fossa anomalies in the fetus and neonate：part 2，posterior fossa disorders ［J］. Clinical imaging，2015，39：167 – 175.

［5］MIGNONE P C，et al. Diffusion – weighted imaging of the cerebellum in the fetus with Chiari Ⅱ malformation ［J］. American journal of neuroradiology，2013，34：1656 – 1660.

［6］梁莎，等. 胎儿开放性脊柱裂并 Chiari Ⅱ 畸形 1 例 ［J］. 医学影像学杂志，2013，23：531.

（陈凤英　杨朝湘）

第六节　Joubert 综合征及相关疾病

病例 1

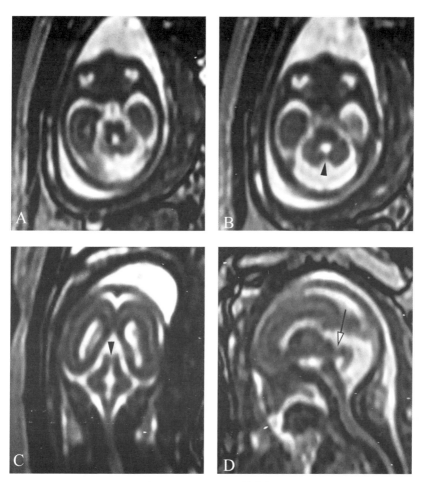

图 13 - 12　Joubert 综合征

[产前资料]

孕 22 周，产前超声提示胎儿后颅窝池增宽。

[MRI 表现与分析]

A 图：T2WI 轴位中脑层面示特征性的"磨牙"征。

B 图：T2WI 轴位小脑层面示小脑蚓部缺失（箭头示）。

C 图：T2WI 冠状位小脑层面示小脑蚓部缺失形成"狭缝"征（箭头示）。

D 图：T2WI 旁矢状位层面示小脑上脚增粗并水平走行（箭示）。

病例 2

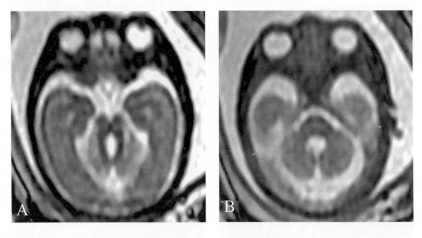

图 13 - 13　Joubert 综合征

[产前资料]

孕 27 周，产前超声提示胎儿小脑蚓部显示不明确。

[MRI 表现与分析]

A 图：T2WI 轴位中脑层面示典型的"磨牙"征；第四脑室顶部变形，纵径明显大于横径。

B 图：T2WI 轴位小脑层面示胎儿小脑蚓部完全缺失。

病例 3

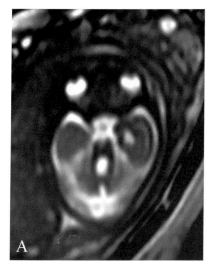
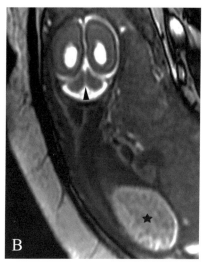

图 13 - 14　Joubert 综合征

[产前资料]

孕 26 周，产前超声提示胎儿小脑蚓部显示不清。产前罕见遗传学基因检查显示胎儿及父母 TMEM67 基因突变。

[MRI 表现与分析]

A 图：T2WI 轴位中脑层面示"磨牙"征。

B 图：T2WI 冠状位示"狭缝"征（箭头示）。该胎儿合并婴儿型多囊肾，肾脏明显增大，并呈多微囊样信号不均匀增高改变（星号示）。宫腔内羊水近乎消失。

[鉴别诊断]

Joubert 综合征及相关疾病需与 Dandy - Walker 畸形、单纯的小脑蚓部发育不良等相鉴别。凭借特征性的"磨牙"征和"狭缝"征，一般不难鉴别。

[延展阅读]

1969 年，Marie Joubert 首次报道了四个同胞子女都存在的一组综合征，包括共济失调、发作性呼吸急促、动眼神经麻痹和智力障碍。随着影像学的进步，发现了这组综合征的一个特异性的影像征象——"磨牙"征（molar tooth sign），进而逐步明确了 Joubert 综合征的病理解剖学基础。近年来，随着研究的深入，发现"磨牙"征不仅限于传统意义上的 Joubert 综合征，而且是一类相关疾病的共同表现，遂提出了 Joubert 综合征及相关疾病的概念（Joubert syndrome and related disorders）。

Joubert 综合征及相关疾病主要为常染色体隐性遗传病。迄今为止，已发现超过 20 个基因与该病相关。这些基因所编码的蛋白质全部表达于初级纤毛（primary cilium）或中心体（centrosome），故该病现被认为属于纤毛病（ciliopathies），其表型谱除中枢神经系统异常外，还涉及视网膜、肾、手指、口、肝和脑等的异常。Joubert 综合征及相关疾病按所累及的器官的不同可分为 6 个不同的临床亚型，即单纯性 Joubert 综合征、Joubert 综合征并眼部缺陷（JS－O）、Joubert 综合征并肾脏缺陷（JS－R）、Joubert 综合征并眼肾缺陷（JS－OR）、Joubert 综合征并肝脏缺陷（JS－H，或 COACH 综合征）和 Joubert 综合征并口面指缺陷（JS－OFD，或 OFD Ⅵ综合征）。

在 Joubert 综合征及相关疾病的产前影像诊断上，由于 MRI 较超声更易显示"磨牙"征，因此更具优势。"磨牙"征由小脑上脚增粗延长并水平走行形成的"牙根"，及中脑桥脑连接部变窄及脚间池增深形成的"牙冠"构成。形成"磨牙"征的病理解剖学基础为双侧小脑上脚在中脑桥脑连接部的 X 形交叉纤维缺失。产前 MRI 最早在孕 18～22 周时即可辨认出"磨牙"征。需要注意的是，MRI 在矢状位上定轴位的扫描线时，扫描线应与脑干背面成 60°左右的夹角，方能充分展示出"磨牙"征。

Joubert 综合征及相关疾病在胎儿生后表现为肌张力降低、共济失调、精神运动发育延迟、动眼不能等，还可出现偶发性新生儿喘息、间歇性舌突出、多指/趾畸形及轻度视网膜病。

参考文献

［1］VALENTE E M, et al. Handbook of clinical neurology ［M］. Amsterdam：Elsevier B. V, 2013：1879 – 1888.

［2］GLEESON J G, et al. Molar tooth sign of the midbrain – hindbrain junction：occurrence in multiple distinct syndromes ［J］. American journal of medical genetics, 2004, 125：125 – 134.

［3］BRANCATI F, et al. Joubert syndrome and related disorders ［J］. Orphanet journal of rare diseases, 2010, 5：20.

［4］YACHNIS A, et al. Neuropathology of Joubert syndrome ［J］. Journal of child neurology, 1999, 14：655 – 659.

［5］PORETTI A, et al. Diffusion tensor imaging in Joubert syndrome ［J］. American journal of neuroradiology, 2007, 28：1929 – 1933.

［6］PORETTI A, et al. Prenatal and neonatal MR imaging findings in oral – facial – digital syndrome type Ⅵ ［J］. American journal of neuroradiology, 2008, 29：1090 – 1091.

［7］杨朝湘，等. 胎儿 Joubert 综合征及相关疾病的 MRI 表现 ［J］. 中国医学影像技术，2018, 34：154 – 157.

（杨朝湘）

第七节 菱脑融合畸形

病例

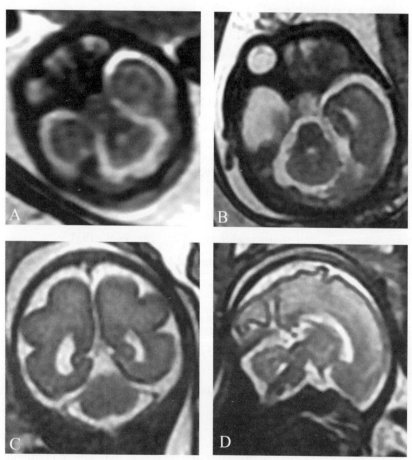

图 13 - 15 菱脑融合畸形

[产前资料]

孕 25 周，产前超声提示胎儿菱脑融合畸形可能。

[MRI 表现与分析]

A 图：T2WI 轴位示胎儿两侧小脑半球融合，无正常小脑蚓部结构。

B—D 图：约 3 周后（孕 28 周＋）复查 MRI，T2WI 轴位、冠状位与矢状位示小脑畸形更为明显。因无正常蚓部，在轴位及冠状位上，小脑失去正常的"哑铃"形态，而呈异常的"贝壳"形。正中矢状位上所示小脑结构要较正常的蚓部大，也无蚓部该有的裂和分叶形态。

[鉴别诊断]

菱脑融合畸形需与其他蚓部异常的后颅窝畸形，如蚓部发育不良、Dandy – Walker 畸形、Joubert 综合征及相关疾病等相鉴别。依据特征性的两侧小脑半球间无正常蚓部结构及两侧小脑半球跨中线异常融合，不难鉴别。

[延展阅读]

菱脑融合畸形（rhombencephalosynapsis）罕见，病因和发病机制尚不清楚。该命名由 Obersteiner 于 1914 年首次提出。病变特征为蚓部严重发育缺陷，双侧小脑半球融合，各分叶跨中线直接相连。可合并视—隔发育不良、胼胝体发育不全、前脑无裂畸形等幕上中线畸形，还可合并中脑导水管发育不良与梗阻性脑积水。

产前 MRI 轴位示小脑因无中间蚓部结构而失去正常的"哑铃"形态，两侧小脑半球各叶跨中线直接相连，外观呈异常的"贝壳"形。矢状位正中层面上，第四脑室顶点失去正常的三角形形态而呈圆钝状，在该层面上所测小脑高径要明显偏大。除明确菱脑融合畸形诊断外，产前 MRI 还需排除可能合并的透明隔缺失、胼胝体发育不全、中脑导水管狭窄、前脑无裂畸形等异常。

　　菱脑融合畸形的预后差异较大。轻者生后仅有轻度的共济失调，而认知等神经功能正常。重者出现严重的脑瘫、癫痫和精神运动发育迟缓。多数患儿会有一定程度的认知障碍，常伴注意缺陷和多动症。如果合并幕上中线畸形，尤其是前脑无裂畸形时，预后较差。

参考文献

　　[1] KALANE U，et al. Rhombencephalosynapsis：a rare cerebellar malformation associated with aqueductal stenosis and obstructive hydrocephalus [J]. Neurology India，2016，64：1381 - 1383.

　　[2] SHAHRZAD M，et al. Rhombencephalosynapsis：a rare congenital anomaly presenting with seizure and developmental delay [J]. Acta neurologica belgica，2015，115：685 - 686.

　　[3] NAPOLITANO M，et al. Prenatal magnetic resonance imaging of rhombencephalosynapsis and associated brain anomalies：report of 3 cases [J]. Journal of computer assisted tomography，2004，28：762 - 765.

（韩鹏慧　杨朝湘）

第十四章　颅内感染

病例 1

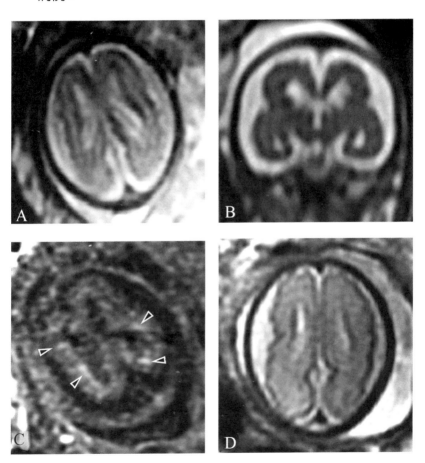

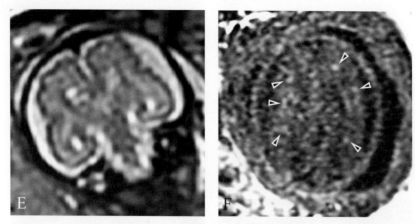

图 14 - 1　颅内感染致多小脑回畸形

[产前资料]

孕 24 周，产前超声提示胎儿透明隔腔小，脑实质多发强光点。脐血 PCR - CMV DNA 阳性。

[MRI 表现与分析]

A、B 图：T2WI 轴位与冠状位示胎儿双侧大脑半球表面广泛"锯齿状"改变，提示多小脑回畸形。

C 图：T1WI 轴位示胎儿脑内多发点线状异常高信号（箭头示），提示多发钙化灶。

D、E 图：3 周后（孕 27 周）复查 MRI，T2WI 轴位与冠状位示大脑广泛多小脑回畸形之"锯齿状"改变更为明显。

F 图：复查 MRI，T1WI 轴位示胎儿脑内多发斑点状钙化高信号更多（箭头示），呈"满天星"样改变。

病例 2

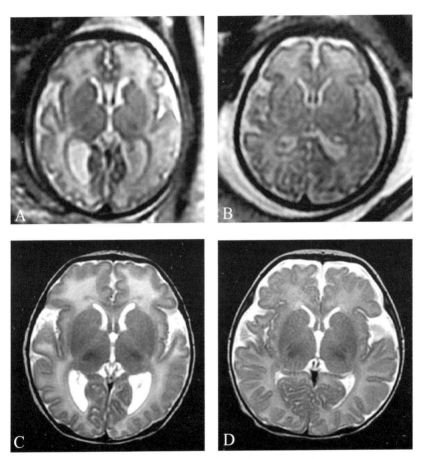

图 14-2 颅内感染致白质信号异常增高

[产前资料]

孕 35 周，产前超声提示胎儿双侧侧脑室轻度增宽，双顶径及头围大于孕周。脐血 CMV-IgM 阳性。

[MRI 表现与分析]

A 图：T2WI 轴位示胎儿双侧大脑半球白质信号广泛增高，以双侧额叶白质较为明显。

B 图：为同孕周正常胎儿 T2WI 轴位同层面对照。

C 图：生后 10 天（37 周足月出生）复查 MRI，T2WI 轴位仍示大脑半球白质信号广泛异常增高。

D 图：为正常足月新生儿 T2WI 轴位同层面对照（患儿生后血、尿 PCR – CMV DNA 阳性。巨细胞病毒感染诊断明确）。

[鉴别诊断]

颅内感染需与其他原因引起的脑室增宽、脑皮质发育异常、脑损伤等相鉴别。一般而言，胎儿颅内感染所致的脑 MRI 异常改变，除脑内多发钙化外，其余均不具特异性。但显示与明确钙化非 MRI 所长。因此，除影像学异常表现外，鉴别诊断还要依据产前实验室检查。

[延展阅读]

胎儿颅内感染主要源自母体，包括经胎盘的垂直感染及继发于羊膜破裂后绒毛膜羊膜炎的感染。感染最常见的病原体是巨细胞病毒（CMV），其次为弓形体，其他还有风疹病毒、乙型肝炎病毒、单纯疱疹病毒、梅毒螺旋体等，统称 TORCH 感染。一般而言，胎儿颅内感染出现得越早，对胎儿的影响越大。如胎儿妊娠 3～6 月时感染巨细胞病毒，可影响神经元增殖、迁移和皮质发育，导致小头畸形，以及巨脑回或多小脑回畸形，严重者甚至死亡。而在妊娠 6～9 月发生颅内感染，多引起诸如脑积水、脑内钙化、脑出血、脑白质异常、脑穿通畸形等脑损伤改变，轻者可无明显影像学异常。

产前 MRI 检查是疑诊宫内感染胎儿在超声检查后的重要补充，尤其是在产前超声中已发现脑室增宽、室管膜下囊肿、脑实质内强回声（钙化）、头围明显偏小等异常情况下。产前 MRI 检查的重点是超声较难观察的大脑皮质发育情况，首先排除如无脑回—巨脑回畸形、多小脑回畸形、脑裂畸形、灰质异位，以及小头畸形等较为严重的神经元移行障碍性疾病；其次排除脑出血、脑白质软化、白质弥漫性 T2 信号异常增高及脑穿通畸形等脑损伤性病变。此外，还需注意有无小脑或蚓部发育不良等后颅窝异常。脑内钙化是提示预后不良的因素。但产前 MRI 在显示脑内钙化上不及超声，有时可在 T1WI 上显示为点线状的异常高信号。少数情况下，胎儿颅内感染，如巨细胞病毒感染，可引发颞极部脑囊肿形成，呈边界清楚的类圆形长 T1 长 T2 信号灶。弓形体感染可致中脑导水管梗阻而引发严重的脑积水。

　　胎儿颅内感染的预后取决于感染的时间、病原体、脑受累的程度等。脑病变较重者生后可致永久性神经发育缺陷，包括听力丧失、视力障碍、脑瘫和癫痫等。

参考文献

［1］FAYYAZ H，et al. TORCH screening in polyhydramnios：an observational study［J］. Journal of maternal – fetal and neonatal medicine，2012，25：1069 – 1072.

［2］李利玲，等. 孕妇 TORCH 感染与不良妊娠结局的相关性研究［J］. 中华医院感染学杂志，2016，26：2831 – 2833.

［3］DONEDA C，et al. Early cerebral lesions in cytomegalovirus infec-tion：prenatal MR imaging［J］. Radiology，2010，255：613 – 621.

［4］WERNER H，et al. Neuroimaging findings of congenital Toxo-plasmosis，cytomegalovirus，and zika virus infections：a comparison of three cases［J］. Journal of obstetrics and gynaecology Canada，2017，39：1150 – 1155.

［5］LIPITZ S，et al. Risk of cytomegalovirus – associated sequelae in relation to time of infection and findings on prenatal imaging［J］. Ultra-sound in obstetrics & gynecology，2013，41：508 – 514.

［6］ LAUREN W, et al. Fetal Brain magnetic resonance imaging find-ings in congenital cytomegalovirus infection with postnatal imaging correlation ［J］. Seminars in ultrasound CT and MRI, 2015, 36: 476 –486.

［7］ LERUEZ – VILLE M, et al. Fetal cytomegalovirus infection ［J］. Best practice & research clinical obstetrics & gynaecology, 2017, 38: 97 –107.

（陈园园　杨朝湘）

第十五章　颅内血管性病变

第一节　Galen 静脉动脉瘤样畸形

病例

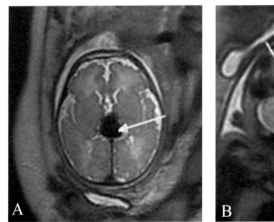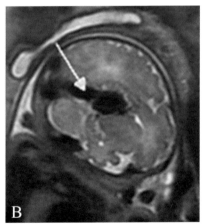

图 15-1　Galen 静脉动脉瘤样畸形

[产前资料]

孕 35 周，产前超声提示胎儿 Galen 静脉瘤可能性大；胎儿心脏增大、上腔静脉增宽、心包积液。

[MRI 表现与分析]

A、B 图：黑血序列 T2WI 轴位及矢状位示胎儿第三脑室后方中线区可见异常团片状极低信号影（A 图箭示），与其后方的直窦相通（B 图箭示）。

[鉴别诊断]

Galen 静脉动脉瘤样畸形主要要与静脉窦扩张、硬脑膜动静脉瘘等先天性脑血管畸形，以及松果体区肿瘤和囊肿相鉴别。Galen 静脉动脉瘤样畸形在第三脑室后部中线区形成瘤样扩张的异常血管腔，此一特征性表现可以与其他病变鉴别。

[延展阅读]

Galen 静脉是妊娠第 12 周，由其前身——前脑中央静脉（median prosencephalic vein）退化后的背侧残余部分发育而来。Galen 静脉动脉瘤样畸形（vein of Galen aneurysmal malformation）的发生被认为是因脉络膜动脉与前脑中央静脉持续异常连接，或因直窦早期闭塞或未发育，致前脑中央静脉未能退化，反而管腔异常扩大且管壁变厚（动脉化）而形成的血管畸形。从这个意义上讲，该畸形并非 Galen 静脉的异常，而是前脑中央静脉的异常；也并非静脉瘤或动脉瘤，其实质上是先天性动静脉畸形。该畸形最常见的供血动脉是脉络膜动脉，其他还有胼周动脉、丘脑穿支动脉等。Galen 静脉动脉瘤样畸形可合并直窦缺如或栓塞，并可伴永存镰状静脉窦。该畸形异常的前脑中央静脉与脑深部静脉并无沟通，脑深部静脉引流多是通过侧支循环来完成。

产前 MRI 上，Galen 静脉动脉瘤样畸形的典型 MRI 表现为大脑中线偏后部、大脑大静脉池区瘤样扩张的异常血管腔影，黑血序列上呈低信号，或因涡流而呈不均匀信号。通过供血动脉的数量和引流静脉的情况可评估动静脉分流的严重程度，还可通过观察胎儿颈静脉有无增粗及心脏有无增大来评估心功能情况。此外，MRI 还可明确直窦有无闭塞或缺如，有无伴发镰状静脉窦，以及其他如脑室扩张、脑发育畸形、脑内出血等异常。

Galen 静脉动脉瘤样畸形的预后取决于两个主要因素，一是有无心功能受损及其程度，这与动静脉分流量直接相关；二是有无继发脑损伤及其程度。若无以上情况，预后较好。文献报道预后良好者约占67%。若出现心衰、胎儿水肿或明显的脑损伤，则预后较差。文献报道 Galen 静脉动脉瘤样畸形胎儿的总死亡率为 22% ~25%。

参考文献

［1］ KOSLA K，et al. Prenatal diagnosis of a vein of Galen aneurysmal malformation with MR imaging：report of two cases ［J］. Polish journal of radiology，2013，78：88 – 92.

［2］ HERGHELEGIU D，et al. Antenatal diagnosis and prognostic factors of aneurysmal malformation of the vein of Galen：a case report and literature review ［J］. Medicine（Baltimore），2017，96：e7483.

［3］ PIRES P，et al. Prenatal diagnosis of Galen vein aneurysm using ultrasonography and magnetic resonance imaging and perinatal and long – term neurological outcomes：a case series ［J］. Revista brasileira de ginecologia e obstetricia，2017，39：309 – 314.

［4］ SALIOU G，et al. Pseudofeeders on fetal magnetic resonance imaging predict outcome in vein of Galen malformations ［J］. Annals of neurology，2017，81：278 – 286.

［5］ ZHOU L X，et al. Diagnosis of vein of Galen aneurysmal malformation using fetal MRI ［J］. Journal of magnetic resonance imaging，2017，46：1535 – 1539.

［6］ WAGNER M W，et al. Vein of Galen aneurysmal malformation：prognostic markers depicted on fetal MRI ［J］. The neuroradiology journal，2015，28：72 – 75.

［7］ KALRA V，et al. Fetal MR diagnosis of vein of Galen aneurysmal malformation ［J］. Pediatric radiology，2010，40：155.

（黄　煌　韩鹏慧　杨朝湘）

第二节　静脉窦血栓

病例 1

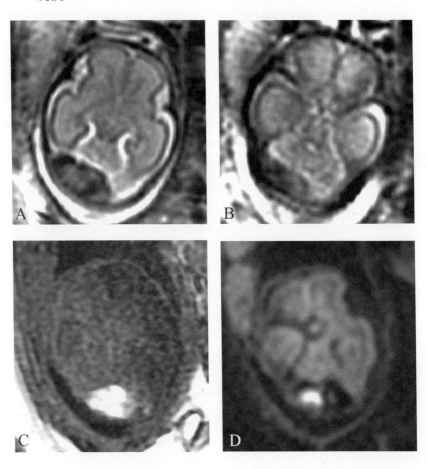

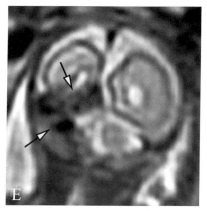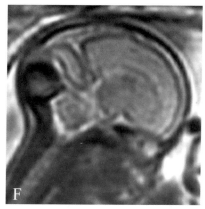

图 15 - 2　静脉窦血栓

[产前资料]

孕 27 周，产前超声提示胎儿硬脑膜窦出血或蛛网膜下腔出血。

[MRI 表现与分析]

A、B 图：T2WI 轴位连续层面示胎儿窦汇及右侧横窦扩张，内呈低信号，信号欠均匀。

C 图：T1WI 轴位与 B 图同层面示扩张的静脉窦内部分呈高亮信号。

D 图：DWI 轴位与 B 图同层面示扩张的静脉窦内呈高—低混杂信号。其中的高信号范围小于 C 图所见。

E、F 图：T2WI 冠状位与矢状位示受累静脉窦包括窦汇、右侧横窦及乙状窦（E 图箭示）。

病例 2

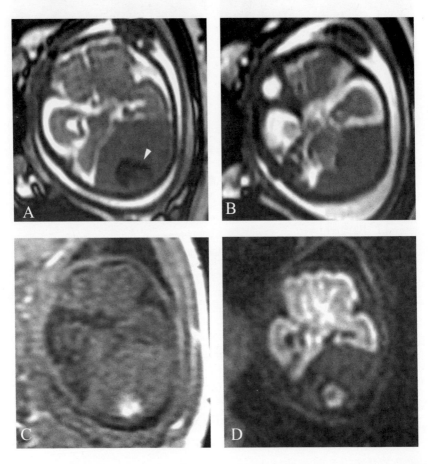

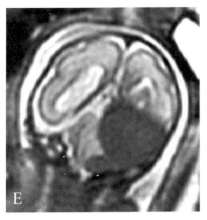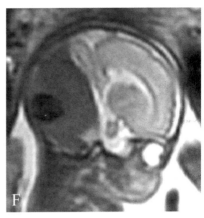

图 15 - 3　静脉窦血栓

[产前资料]

孕 27 周，产前超声提示胎儿小脑左后方蛛网膜囊肿？

[MRI 表现与分析]

A、B 图：T2WI 轴位两层面示胎儿窦汇及左侧横窦显著扩张，内呈不均匀低信号。窦汇处局部见类圆形极低信号区（A 图箭头示）。

C 图：T1WI 轴位示 A 图所示窦汇极低信号区在 T1WI 上主要呈高信号。

D 图：DWI 轴位示 A 图所示窦汇极低信号区在 DWI 上呈同心圆状低—高—低相间信号。

E、F 图：T2WI 冠状位与矢状位示受累静脉窦包括窦汇、左侧横窦及乙状窦。

病例 3

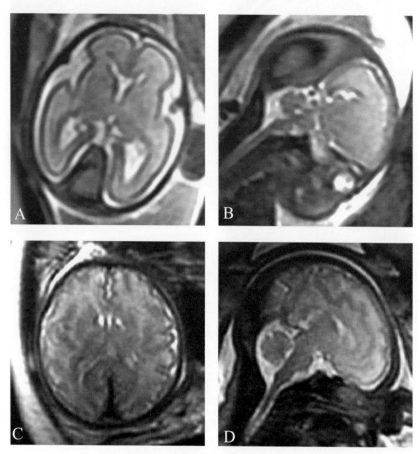

图 15 - 4　静脉窦血栓复查基本消失

[产前资料]

孕 24 周，产前超声提示胎儿颅内混合性包块声像，考虑出血灶可能性大。

[MRI 表现与分析]

A、B 图：T2WI 轴位与矢状位示胎儿窦汇及上矢状窦扩张，窦汇处可见类圆形不均匀低信号。

C、D 图：8 周后（孕 32 周）复查 MRI，T2WI 轴位与矢状位示胎儿静脉窦异常扩张改变已基本消失。

[鉴别诊断]

静脉窦血栓需与后颅窝囊性病变，如蛛网膜囊肿、皮样囊肿、硬膜下血肿或小脑出血，及 Galen 静脉动脉瘤样畸形等相鉴别。静脉窦血栓沿静脉窦分布，表现为静脉窦扩张，其内信号混杂不均，较少累及直窦。可资鉴别。

[延展阅读]

胎儿静脉窦血栓（dural sinus thrombosis）较为少见。其发病机制尚不清楚。可能是妊娠 4 ~ 6 个月时，发育中的暂时性扩张的静脉窦因发生异常血流动力学变化而未能缩小，并继发血栓形成，表现为静脉窦不同程度扩张，常以窦汇为中心或扩张最显著部分。可累及上矢状窦、横窦和乙状窦。静脉窦腔内血栓形成可伴有硬脑膜静脉畸形（DVM）。可能是同时存在多条侧支引流通道的缘故，多数静脉窦血栓并不会引发静脉压升高。静脉窦血栓多在持续一段时间后自行消失。但是，当侧支引流通道形成不足或静脉窦血栓过大时，可致静脉压升高而引发脑出血、脑梗死及脑积水。

产前 MRI 可通过冠、矢、轴三维方向成像清楚地显示静脉窦扩张和窦内血栓情况。血栓多位于窦汇，常呈圆形或三角形，在 T2WI 上呈低信号或等—低混杂信号，T1WI 和 DWI 上呈均匀或不均匀高信号。MRI 还可显示邻近脑结构的受压改变，明确有无继发脑出血和脑缺血梗死，并排除有无脑积水等其他颅脑并发畸形。此外，通过 MRI 复查，可观察静脉窦扩张和血栓的进展或消退情况。

静脉窦血栓的预后可相差较大，从生后完全正常，到出现神经发育迟缓和神经功能缺陷，直至死亡。从文献报道来看，70% ~ 80% 的胎儿静脉窦血栓病例预后较好，血栓逐渐缩小直至完全消失。预后不良多与继发脑出血、脑梗死等损伤，以及合并其他异常相关。

参考文献

［1］ BYRD S E, et al. Fetal MR imaging of posterior intracranial dural sinus thrombosis：a report of three cases with variable outcomes ［J］. Pediatric radiology, 2012, 42：414 – 416.

［2］ 徐琼，等. 胎儿颅内静脉窦血栓形成的 MRI 诊断 ［J］. 中华放射学杂志, 2018, 52：705 – 707.

［3］ JUNG E, et al. Spontaneous resolution of prenatally diagnosed dural sinus thrombosis：a case report ［J］. Ultrasound in obstetrics & gynecology, 2006, 27：562 – 565.

［4］ LAURICHESSE D H, et al. Prenatal diagnosis of thrombosis of the dural sinuses：report of six cases, review of the literature and suggested management ［J］. Ultrasound in obstetrics & gynecology, 2008, 32：188 – 198.

［5］ SIMSEK Y, et al. Spontaneous resolution of fetal dural sinus thrombosis following term delivery of a live infant ［J］. Ultrasound in obstetrics & gynecology, 2012, 40：614 – 615.

［6］ MERZOUG V, et al. Dural sinus malformation（DSM）in fetuses：diagnostic value of prenatal MRI and followup ［J］. European radiology, 2008, 18：692 – 699.

［7］ FANOU E M, et al. In utero magnetic resonance imaging for diagnosis of dural venous sinus ectasia with thrombosis in the fetus ［J］. Pediatric radiology, 2013, 43：1591 – 1598.

［8］ HAS R, et al. Prenatal diagnosis of torcular herophili thrombosis, report of two cases and review of the literature ［J］. Journal of ultrasound in medicine, 2013, 32：2205 – 2211.

（王　霞　杨朝湘）

第十六章　颅内占位性病变

病例 1

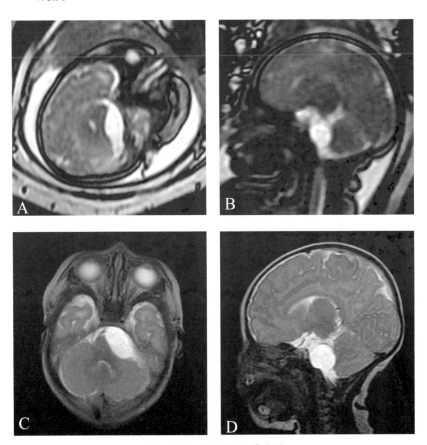

图 16 - 1　CP 角蛛网膜囊肿

[产前资料]

孕 37 周，产前超声提示胎儿颅内尤回声声像，蛛网膜囊肿未排。

[MRI 表现与分析]

A、B 图：T2WI 轴位与矢状位示胎儿左侧桥小脑角类圆形高信号囊性占位，信号与脑脊液相同。邻近之桥脑与左侧小脑半球内前缘呈受压改变。

C、D 图：生后 6 天复查 MRI，T2WI 轴位与矢状位示桥小脑角处囊肿大小形态基本同产前所见。

病例 2

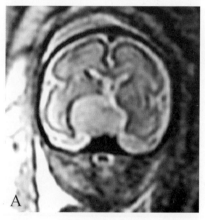
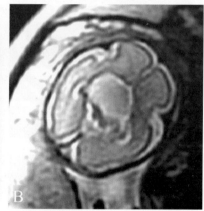

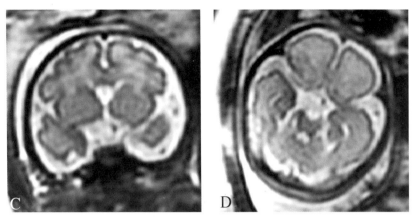

图 16 - 2　鞍上蛛网膜囊肿

[产前资料]

孕 29 周，产前超声提示胎儿丘脑下方无回声声像——蛛网膜囊肿？

[MRI 表现与分析]

A、B 图：T2WI 冠状位与轴位示胎儿鞍上偏右较大高信号囊性占位，大小 3.4 cm×2.8 cm，邻近脑组织呈受压改变。

C、D 图：3 周后（孕 32 周）复查 MRI，T2WI 冠状位与轴位示鞍上囊肿明显缩小至 1.3 cm×1.0 cm。其旁清楚可见被向左推移的呈低信号的视交叉。

病例 3

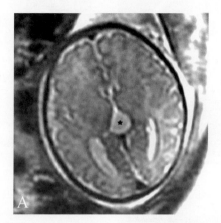

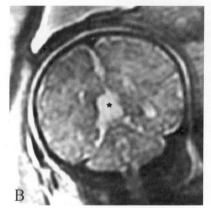

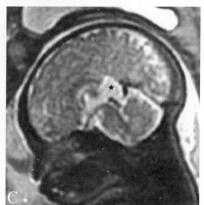

图 16 - 3　中间帆腔囊肿

[产前资料]

孕 38 周，产前超声未提示胎儿颅脑有异常。

[MRI 表现与分析]

A—C 图：T2WI 轴位、冠状位与矢状位示胎儿第三脑室后方偏上及大脑大静脉前方均匀高信号囊性占位（星号示），轴位上呈三角形。

病例 4

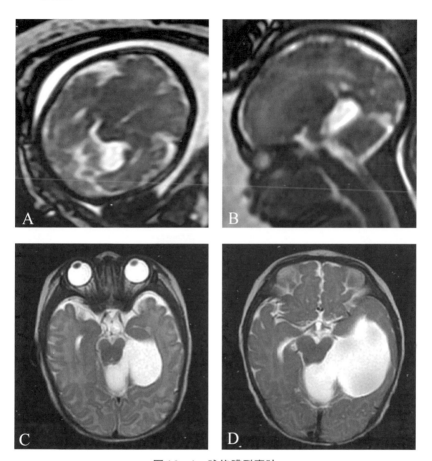

图 16-4 脉络膜裂囊肿

[产前资料]

孕 33 周，产前超声提示胎儿左侧丘脑后方小脑前方囊性包块声像。

［MRI 表现与分析］

A、B 图：T2WI 轴位与矢状位示胎儿中脑外侧与左侧颞叶内侧高信号囊性占位，大小 1.9 cm×2.3 cm。

C 图：生后 1 个月复查 MRI，T2WI 轴位示囊肿较产前增大，大小 2.6 cm×4.3 cm。

D 图：生后 4 个月复查 MRI，T2WI 轴位示囊肿进一步增大至 6.1 cm×6.6 cm。邻近脑组织明显受压，其前端延伸至左侧海马与左侧侧脑室颞角之间（后经手术证实为脉络膜裂囊肿）。

病例 5

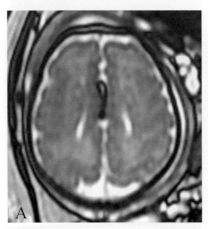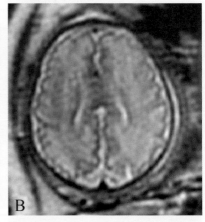

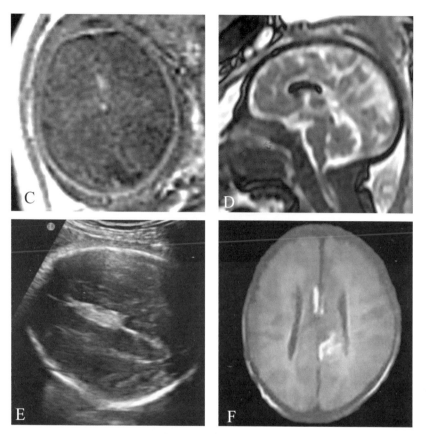

图 16 - 5　中线脂肪瘤

[产前资料]

孕 33 周，产前超声提示胎儿透明隔腔上方实性占位声像。

[MRI 表现与分析]

A 图：亮血序列 T2WI 轴位示胎儿脑中线处条形异常信号占位灶，周缘呈环形低信号。两侧侧脑室略显分离。

B 图：黑血序列 T2WI 轴位与 A 图同一层面示脑中线处占位灶呈等—稍低信号，显示不及 A 图明确。

C 图：T1WI 轴位与 A 图同一层面示脑中线占位灶呈高信号。

D 图：亮血序列 T2WI 正中矢状位示占位灶呈明显低信号，胼胝体结构显示不清。

E 图：产前超声轴位层面示脑中线处占位灶呈条形高回声。

F 图：生后 10 天复查 MRI，T1WI 轴位示脑中线处边界清楚的条片状高信号，提示脂肪瘤（后随访至 2 岁，该患儿精神运动发育正常，无明显临床症状）。

病例 6

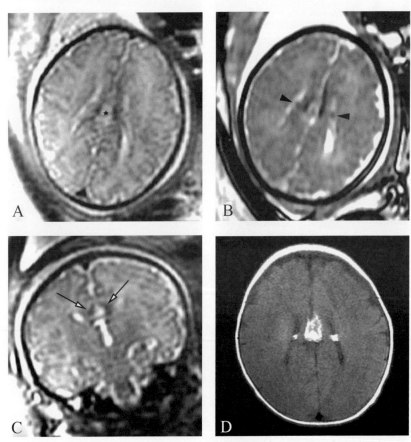

图 16 - 6　中线脂肪瘤

[产前资料]

孕 38 周，产前超声未见胎儿异常。

[MRI 表现与分析]

A 图：黑血序列 T2WI 轴位示胎儿两侧侧脑室略显分离。脑中线处见片状等—低信号占位灶（星号示），低信号分布于病灶两侧。

B 图：亮血序列 T2WI 轴位与 A 图同一层面示脑中线处占位灶表现基本同 A 图，但低信号更为明显。另两侧侧脑室内各见小斑片状低信号影（箭头示）。

C 图：黑血序列 T2WI 冠状位示脑中线处占位灶呈中央等—稍高信号，两侧低信号（箭示）。

D 图：生后 27 天复查 MRI，T1WI 轴位示脑中线处及两侧侧脑室内均见异常高信号，提示脂肪瘤（生后新生儿期临床无明显异常。四肢肌张力及反应均可）。

病例 7

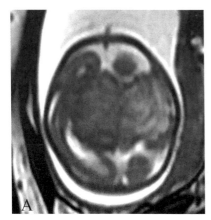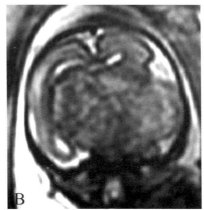

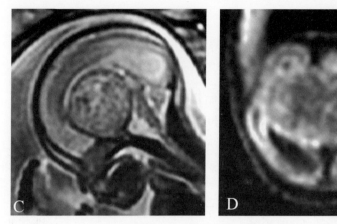

图 16 – 7　鞍上中线区实性肿瘤

[产前资料]

孕 25 周，产前超声提示胎儿颅内高回声包块，考虑颅内肿瘤。

[MRI 表现与分析]

A—C 图：T2WI 轴位、冠状位与矢状位示胎儿鞍上区巨大实性占位灶，呈不规则形，信号不均，边界较清。邻近脑组织明显受压。双侧侧脑室增宽。

D 图：DWI 轴位与 A 图同一层面示占位灶无明显弥散受限高信号。

病例 8

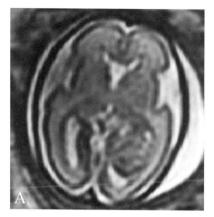
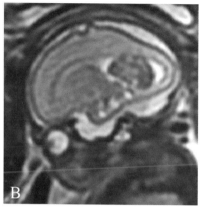

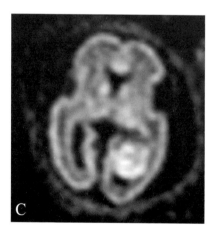

图 16 – 8　侧脑室实性肿瘤

[产前资料]

孕 26 周，产前超声提示胎儿颅内肿瘤声像。

[MRI 表现与分析]

A、B 图：T2WI 轴位与矢状位示胎儿左侧侧脑室三角区增宽，内见实性占位灶，呈不规则形，信号不均，边界较清。

C 图：DWI 轴位与 A 图同一层面示占位灶呈增高信号。

[鉴别诊断]

蛛网膜囊肿需与脑外异常囊样增宽，如大枕大池、局部脑萎缩所致脑外间隙异常增宽、胼胝体发育不全合并的纵裂池异常增宽，以及其他囊性占位，如脉络膜裂囊肿和中间帆腔囊肿相鉴别。脉络膜裂囊肿需与蛛网膜囊肿、脑穿通畸形相鉴别。中间帆腔囊肿需与韦氏腔、大脑大静脉池及蛛网膜囊肿相鉴别。鉴别点在于发生部位、有无明确的占位效应及较具特征性的征象。如脉络膜裂囊肿常可延伸至侧脑室颞角内侧；中间帆腔囊肿除部位特殊有占位效应外，轴位上多呈三角形。

中线脂肪瘤需与颅内出血相鉴别。颅内实性肿瘤需与血肿、血管性病变，如静脉窦血栓、Galen 静脉动脉瘤样畸形等相鉴别。

[延展阅读]

蛛网膜囊肿按成因可分为先天性和继发性。前者的形成可能源于蛛网膜下腔发育不良，蛛网膜局限包裹部分脑脊液并与周围蛛网膜下腔不相通；后者多继发于出血、外伤或感染，多与蛛网膜下腔相通。蛛网膜囊肿可发生于外侧裂、半球间裂、鞍上、桥小脑脚、后颅窝等处。中间帆腔囊肿为第三脑室室管膜与穹窿间形成的异常囊肿，与脑室系统不相通，有较特定的发生部位，即胼胝体及穹窿下方，第三脑室后上方及大脑大静脉前方。脉络膜裂囊肿是由于沿脉络膜裂形成的原始脉络膜丛发生异常而形成的神经上皮囊肿，位于间脑与海马间的脉络膜裂走行区。

中线脂肪瘤被认为是脑膜发育不良的结果，常见于胼胝体周，也可见于侧脑室脉络丛或中线其他位置，通常在妊娠中晚期发现。半球间中线脂肪瘤常合并胼胝体发育不全。颅内实性肿瘤较罕见，由于较高的有丝分裂比率，无论是良性还是恶性，生长均较迅速。最常见为畸胎瘤，约占胎儿期实性脑肿瘤的半数。其他还有颅咽管瘤、脉络丛乳头状瘤、室管膜瘤、星形细胞瘤、胶质母细胞瘤、胚胎性脑肿瘤及未分化恶性肿瘤。

产前 MRI 上，颅内囊性占位主要依据囊肿发生部位、占位效应及病变形态来诊断。囊肿压迫脑室或中脑导水管时可导致脑积水。中线脂肪瘤的产前 MRI 诊断值得注意。由于技术原因，T1WI 常显示不够清晰，影响了对呈高信号的脂肪瘤的观察，尤其是在瘤体较小时。而在 T2WI 上，无论是黑血序列还是亮血序列，瘤体常呈与脑实质相近的信号而难以分辨。但常可因化学位移效应等因素而于瘤体周缘形成异常低信号，尤其是在亮血序列上，这有助于诊断。中线脂肪瘤常伴有双侧侧脑室分离。颅内实性肿瘤中以畸胎瘤最多见，常位于幕上中线区，多较大，信号不均。恶性脑肿瘤可伴瘤内出血。脑室内肿瘤多为脉络丛乳头状瘤，其次为室管膜瘤。前者多呈分叶状，在 T2WI 上呈稍低信号，在 T1WI 上呈等—稍高信号，可伴脑积水；后者在 T2WI 和 T1WI 上均呈灰质等信号，瘤内可见坏死囊变区。

蛛网膜囊肿的预后取决于是否渐进性增大及增大的速度，以及是否引发梗阻性脑积水和其他颅脑异常。发生于鞍上的蛛网膜囊肿较少见，但因其发生部位特殊，有可能压迫下丘脑和视交叉而致内分泌功能异常，如性早熟和生长激素缺乏，以及视力损害等症状。脉络膜裂囊肿一般较小，预后良好。少数增长迅速者明显压迫脑组织，生后需外科干预。也有报道称该囊肿与癫痫的发生可能有关。中间帆腔囊肿除少数迅速增大者需外科干预外，一般无症状。

中线脂肪瘤的预后一般较好，但合并严重胼胝体发育不全者可出现明显的精神运动方面的临床症状。颅内实性肿瘤，多见于晚孕期，常较大，导致颅内压增高、脑积水及严重的脑损害，多预后不良，总体存活率仅 15%。肿瘤越大、出现的时间越早，预后越差。只有部分较小且生后能够切除的脑肿瘤，如脑室内脉络丛乳头状瘤，预后相对较好。

参考文献

［1］ GEDIKBASI A，et al. Prenatal diagnosis of a suprasellar arachnoid cyst with 2 − and 3 − dimensional sonography and fetal magnetic resonance imaging：difficulties in management and review of the literature ［J］. Journal of ultrasound in medicine，2010，29：1487 – 1493.

［2］ DE KEERSMAECKER B，et al. Outcome of 12 antenatally diagnosed fetal arachnoid cysts：case series and review of the literature ［J］. European journal of paediatric neurology，2015，19：114 – 121.

［3］ NANNI M，et al. Prenatal and postnatal imaging of multiple intracranial lipomas：report of a case ［J］. Fetal diagnosis and therapy，2011，30：160 – 162.

［4］ CHOUGAR L，et al. Variability of T1 − weighted signal intensity of pericallosal lipomas in the fetus ［J］. Pediatric radiology，2018，48：383 – 391.

［5］ 马林，等. 脑部脉络膜裂囊肿的 MRI 诊断 ［J］. 中华放射学杂志，2004，38：584 – 586.

［6］ PARMAR H A，et al. Imaging of congenital brain tumors ［J］. Seminars in ultrasound CT and MRI，2011，32：578 – 589.

［7］ ISAACS H. Perinatal brain tumors：a review of 250 cases ［J］. Pediatric neurology，2002，27：249 – 261.

（韩鹏慧　杨朝湘）

第十七章　神经管缺陷性病变

第一节　脑膨出

病例 1

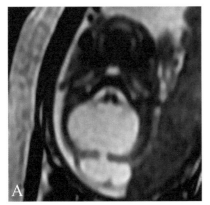
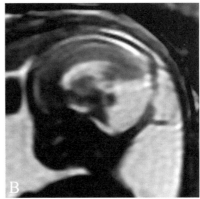

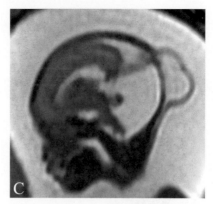

图 17 - 1　枕部脑膜膨出

[产前资料]

孕 24 周，产前超声提示胎儿小脑发育异常，脑膜膨出可能。

[MRI 表现与分析]

A—C 图：T2WI 轴位示胎儿枕部中线处局部颅骨信号缺损，脑膜及脑脊液自缺损处向外膨出形成略分叶之半球形囊性包块。小脑半球及蚓部发育不良、细小。后颅窝池显著扩大。小脑天幕上抬。

病例 2

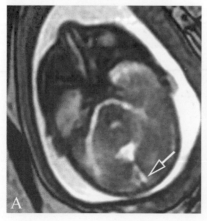

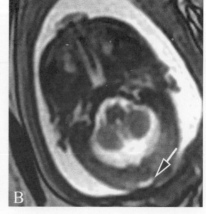

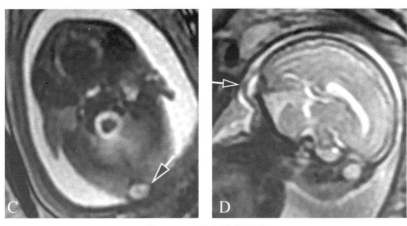

图 17 - 2　枕部脑膜膨出

[产前资料]

孕 26 周，产前超声提示胎儿枕后低回声结节。

[MRI 表现与分析]

A—D 图：T2WI 轴位连续层面及矢状位示胎儿枕部中线处局部颅骨缺损，及脑膜脑脊液向枕后膨出形成半球形囊性包块（箭示）。

病例 3

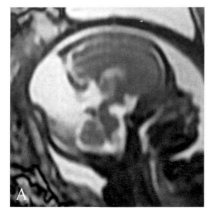

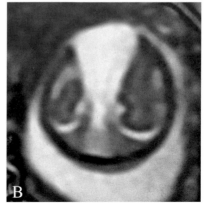

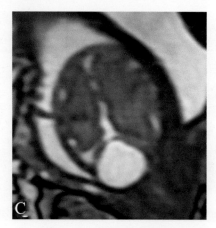

图 17 - 3 顶枕部脑膜膨出

[产前资料]

孕 28 周，产前超声提示胎儿脑膜膨出畸形可能。

[MRI 表现与分析]

A—C 图：T2WI 矢状位、冠状位及轴位示胎儿顶枕交界部较大颅骨缺损，脑膜脑脊液明显膨出。

病例 4

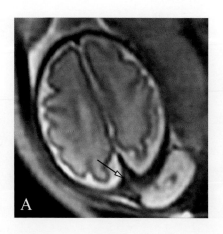

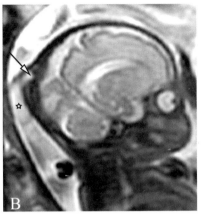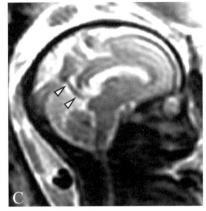

图 17 - 4　顶部闭锁性脑膨出

[产前资料]

孕 28 周，产前超声提示胎儿双侧侧脑室增宽。

[MRI 表现与分析]

A 图：T2WI 轴位示胎儿顶枕交界处较小颅骨缺损（箭示）。自缺损处膨出较大囊性包块，其内信号不均，可见条形低信号影。

B、C 图：黑血序列 T2WI 矢状位连续层面示颅骨缺损位于顶枕交界处，较小（B 图箭示）。其后方可见膨出之囊性包块（B 图星号示）。伴有向后上斜行的镰状静脉窦（C 图箭头示）。直窦显示不明确。

病例 5

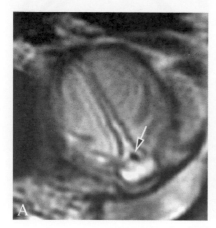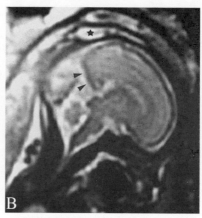

图 17 - 5　顶部闭锁性脑膨出

[产前资料]

孕 28 周，产前超声提示胎儿顶部无回声包块。

[MRI 表现与分析]

A 图：黑血序列 T2WI 轴位示胎儿顶枕交界处颅骨缺损及经缺损处膨出的囊性包块。伴镰状静脉窦（箭示）。

B 图：黑血序列 T2WI 矢状位示自大脑大静脉池向顶枕交界斜行的镰状静脉窦（箭头示）。直窦无明确显示。顶枕交界处颅外可见膨出之囊性包块（星号示）。

病例 6

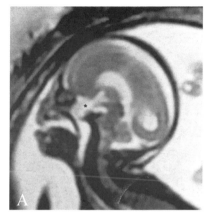
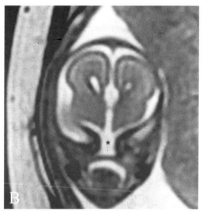
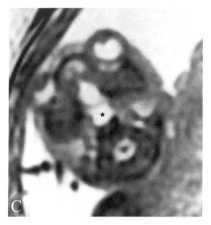

图 17 – 6　中颅窝底脑膜膨出（由佛山市妇幼保健院提供）

[产前资料]

孕 23 周，产前超声提示胎儿胼胝体缺如或发育不良待排。

[MRI 表现与分析]

A—C 图：T2WI 矢状位、冠状位与轴位示胎儿中颅窝底（蝶骨）

缺损。部分脑膜及脑脊液经缺损处膨出至鼻咽部（星号示）。注意冠状位还可见双侧侧脑室分离、纵裂池增宽及胼胝体信号缺失，提示合并胼胝体发育不全。

[鉴别诊断]

脑膨出需与颅骨表面的占位性病变，如淋巴管囊肿、畸胎瘤、血管畸形或血管瘤，及头皮水肿等相鉴别。主要鉴别点在于脑膨出存在颅骨信号缺损。膨出于颅外的囊性或囊实性内容物与颅内相连。

[延展阅读]

脑膨出属神经管缺陷畸形，是硬脑膜、脑脊液、脑组织等颅内结构经由先天未闭合所形成的颅骨缺损膨出于颅外的一类疾病，常发生于枕部和顶部，少数情况下可发生于前额部、鼻部和中颅窝底。按膨出内容物的不同，可分为脑膜膨出、脑膜脑膨出、脑膜脑囊性膨出（即在脑膜脑膨出的基础上又加部分脑室和脉络丛膨出）。此外，还有一种较为特殊的类型——闭锁性脑膨出，其典型发病部位为人字缝以上的顶部中线处。病变处的颅骨和硬膜缺损较局限，膨出物主要为脑膜和退化的脑组织，伴或不伴脑脊液膨出，常合并永存镰状静脉窦。

产前 MRI 通过三维层面可清楚显示颅骨的缺损及膨出的脑组织和脑脊液，可以区分脑膜膨出和脑膜脑膨出，并明确是否合并有颅内其他畸形。诊断上需要特别注意两种特殊类型的脑膨出。一是闭锁性脑膨出，MRI 上表现为顶枕交界处包块，常较小，膨出于头皮下。相应的颅骨缺损也较小，MRI 上有时显示不清。闭锁性脑膨出常合并永存镰状静脉窦和直窦发育异常，有一定特征性。永存镰状静脉窦以黑血序列 T2WI 矢状位观察为佳，表现为自大脑大静脉池沿纵裂池斜向上至顶部脑膨出处的条状低信号影，常伴直窦缺如或细小。二是发生在颅前部的，尤其是颅底的脑膨出。MRI 上主要表现为额鼻交界处、鼻腔和口腔内或鼻咽部异常包块，由于相对少见，且有时膨出物内含脑脊液较少，再加上鼻部及颅底结构的"遮掩"，容易漏诊。

脑膨出的预后与分型、膨出物大小、位置，及是否合并颅内外其他畸形密切相关。如果脑膨出较大，合并严重的小头畸形或其他明显颅内外异常时，预后较差。脑膨出患儿生后主要临床表现为颅外包块和程度不一的神经系统症状。较轻者包块较局限，神经系统症状不明显。较重者可出现癫痫、智力障碍及瘫痪。生后治疗以手术为主，手术多需择期。术后需注意防止脑积水、脑脊液渗漏、颅内感染及复发的发生。

参考文献

［1］ DAVID D J, et al. Cephaloceles：classification，pathology and management ［J］. World journal of surgery，1989，13：349 – 357.

［2］ GREENE N D, et al. Development of the vertebrate central nervous system：formation of the neural tube ［J］. Prenatal diagnosis，2009，29：303 – 311.

［3］ 董素贞，等. 胎儿神经管缺陷畸形的 MRI 诊断 ［J］. 中华放射学杂志，2010，44：350 – 353.

［4］ NAIDICH T P, et al. Cephaloceles and related malformations ［J］. American journal of neuroradiology，1992，13：655 – 690.

［5］ BAHADO – SINGH R O, et al. Techniques，terminology，and indications for MRI in pregnancy ［J］. Seminars in perinatology，2013，37：334 – 339.

［6］ BRUNELLE F, et al. Intracranial venous anomalies associated with atretic cephaloceles ［J］. Pediatric radiology，2000，30：743 – 747.

（王　霞　杨朝湘）

第二节　无脑畸形

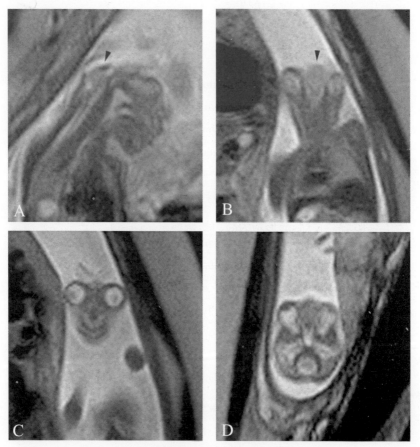

图 17 - 7　无脑畸形（由上海市儿童医学中心提供）

［产前资料］

孕 19 周，产前超声提示胎儿无脑畸形可能。

［MRI 表现与分析］

A、B 图：T2WI 矢状位与冠状位示胎儿颅盖骨及大脑半球缺失。仅见颅底及外露于羊水中的发育不良的小脑和脑干组织（箭头示）。颈椎管及颈髓可见。

C、D 图：T2WI 冠状位与轴位眼眶层面示两眼球突出，呈"青蛙眼"样外观。

［鉴别诊断］

无脑畸形主要与露脑畸形相鉴别，鉴别点在于观察是否残存大脑组织。无脑畸形已无大脑组织残存，而露脑畸形仍残存形态异常的大脑组织。

［延展阅读］

无脑畸形与露脑畸形均为胚胎初期即发生的最为严重的致死性神经管缺陷性疾病，其发病可能是包括遗传因素和环境因素在内的多因素共同作用的结果，具体发病机制仍存争议。露脑畸形表现为颅盖骨部分性或完全性缺失，脑组织直接暴露于羊水中。无脑畸形则是在露脑畸形的基础上，暴露于羊水环境下的残留脑组织持续受化学性和机械性损伤，最终退化消失而形成，表现为颅骨和大脑组织完全缺失，有的小脑、脑干甚至颈髓亦表现为不同程度缺失。

产前超声一般即能准确诊断无脑畸形。只有在超声检查受限或多胎妊娠影响观察的情况下，才需通过产前 MRI 进一步检查。在产前 MRI 上，无脑畸形表现为颅盖骨及大脑组织缺失，小脑和脑干可见，但一般发育不良。严重者小脑和脑干，甚至部分颈椎连同颈髓亦缺失。由于眉弓以上的颅骨和大脑缺失、眼眶变浅，眼球因而显得突出，呈"青蛙眼"外观。妊娠后期，因胎儿吞咽障碍，常伴有羊水过多。

无脑畸形为致死性疾病，预后极差，约65%的无脑畸形胎儿会在宫内死亡，即使存活出生也仅能短期生存。因此，一经产前确诊，即应终止妊娠。孕前及孕早期口服叶酸有助于降低该病发病风险。

参考文献

［1］TIMOR – TRITSCHA H E，et al. Exencephaly – anencephaly sequence：proof by ultrasound imaging and amniotic fluid cytology ［J］. Journal of maternal – fetal and neonatal medicine，2015，5：182 – 185.

［2］WILKINS – HAUG L，et al. Progression of exencephaly to anencephaly in the human fetus – an ultrasound perspective ［J］. Prenatal diagnosis，2010，11：227 – 233.

［3］CALZOLARI F，et al. Anencephaly：MRI findings and pathogenetic theories ［J］. Pediatric radiology，2004，34：1012 – 1016.

［4］GUPTA P，et al. Anencephaly：a neural tube defect – a review ［J］. Am JPharm Tech Res，2012，2：227 – 235.

［5］董素贞，等. 胎儿神经管缺陷畸形的 MRI 诊断 ［J］. 中华放射学杂志，2010，44：350 – 353.

［6］COOK R J，et al. Prenatal management of anencephaly ［J］. International journal of gynaecology and obstetrics，2008，102：304 – 308.

（陈凤英　杨朝湘）

第三节　开放性脊柱闭合不全

病例 1

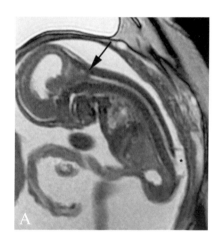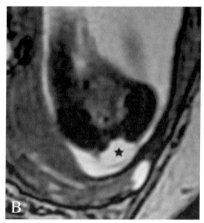

图 17 – 8　脊髓脊膜膨出合并 Chiari 畸形

[产前资料]

孕 24 周，产前超声提示胎儿开放性脊柱裂合并脑积水。

[MRI 表现与分析]

A 图：T2WI 矢状位示胎儿骶管后部骨质缺损。自缺损处可见高信号脑脊液及少量低信号神经组织向外膨出（星号示）。膨出包块无皮肤覆盖，外缘仅为线状薄膜影。胎儿后颅窝较小，小脑组织经枕骨大孔向下疝出（箭示）。第四脑室、桥前池及枕大池闭塞。幕上脑室扩张积水。

B 图：T2WI 轴位示骶管后部椎弓缺损。膨出的囊性包块无皮肤覆盖（星号示）。

病例 2

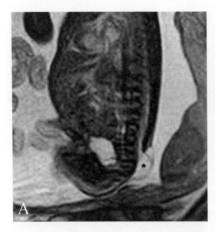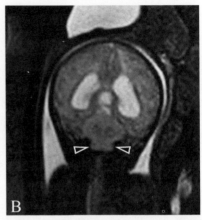

图 17 - 9　脊髓脊膜膨出合并 Chiari 畸形（由上海市儿童医学中心提供）

[产前资料]

孕 26 周，产前超声提示胎儿脊柱裂伴脊膜膨出。

[MRI 表现与分析]

A 图：T2WI 矢状位示胎儿骶管后部骨质缺损。自缺损处可见脑脊液及条形低信号神经组织向外膨出（星号示）。膨出包块无皮肤覆盖。

B 图：T2WI 冠状位示胎儿后颅窝结构拥挤。小脑组织经枕骨大孔向下疝出（箭头示）。幕上脑室扩张积水。

[鉴别诊断]

主要与骶尾部囊性畸胎瘤及开放性脊柱闭合不全鉴别。鉴别点在于是否伴有 Chiari 畸形，以及脊柱缺损和膨出包块有无皮肤覆盖。

[延展阅读]

发生于脊柱的神经管闭合不全或神经管缺陷（neural tube defects）按病变处有无完整的皮肤覆盖，分为开放性和闭合性两类。若无完整皮肤覆盖，即为开放性脊柱闭合不全（open spinal dysraphysm），椎管内结构，包括神经组织、脊膜和脑脊液经脊柱缺损处膨出形成包块，脊柱缺损及膨出包块的表面仅有菲薄的脊膜样组织，脑脊液可向外渗漏。

开放性脊柱闭合不全好发于腰骶段，主要包括两种疾病：①脊髓脊膜膨出（myelomeningocele），脑脊液与脊髓神经组织经椎管缺损处向外膨出，伴蛛网膜下腔扩大；②脊髓膨出，病变处蛛网膜下腔无扩大，椎管缺损处仅脊髓神经组织外露或膨出。两者中，以脊髓脊膜膨出多见，如果合并脊髓纵裂，且纵裂的一侧脊髓及脑脊液发生膨出，则称之为偏侧脊髓脊膜膨出（hemimyelomeningocele）或偏侧脊髓膨出（hemimyelocele）。

开放性脊柱闭合不全几乎都伴有 Chiari 畸形，这种伴随关系可能与脑脊液渗漏致颅内压降低及后颅窝发育较小有关，表现为小脑和延髓下疝，延髓可延长并扭结，枕大池闭塞消失，还常继发幕上脑积水。

产前 MRI 能三维观察胎儿脊柱闭合不全情况，可清楚显示脊柱病变处皮肤是否中断、后颅窝脑组织有无下疝，以及有无脑室扩大等，以明确脊柱闭合不全是否为开放性的。MRI 矢状位是评估胎儿脊柱，及膨出包块与椎管关系的最佳层面，还可显示后颅窝及脊髓圆锥位置情况；轴位可辅助评估椎管缺损及椎管内组织膨出情况；冠状位有可能提供一些额外的有关椎体椎管方面的诊断信息。此外，要注重结合薄层扫描和 T1WI，以利于病变细节的显示。

由于开放性脊柱闭合不全的脊髓神经组织长期暴露于羊水环境中，造成持续性化学损伤和慢性机械损伤，预后一般较差。脊髓脊膜膨出患儿均有不同程度肢体残疾、直肠膀胱功能障碍和神经功能缺陷，生后都需要进行各类手术和康复治疗，严重者在儿童期即夭亡。目前已有产前开展手术治疗胎儿开放性脊柱闭合不全的报道。通过宫内手术修补皮肤缺损，阻止脊髓损伤的进展以改善预后。研究表明，产前修补术可改善产后患儿下肢的感觉和运动功能，还减缓了后颅窝脑组织下疝和脑积水的症状，使很多患儿避免了生后的脑室分流术。

参考文献

［1］ SIMON E M . MRI of the fetal spine ［J］. Pediatric radiology, 2004, 34: 712 – 719.

［2］ DUCZKOWSKA A, et al. Magnetic resonance imaging in the evaluation of the fetal spinal canal contents ［J］. Brain and development, 2011, 33: 10 – 20.

［3］ HÜSLER M R, et al. Prenatal diagnosis and postnatal outcome of fetal spinal defects without Arnold – Chiari II malformation ［J］. Prenatal diagnosis, 2010, 29: 1050 – 1057.

［4］ BATTY R, et al. Is there a causal relationship between open spinal dysraphism and chiari II deformity? ［J］. Neurosurgery, 2012, 70: 890 – 899.

［5］ BULAS D. Fetal evaluation of spine dysraphism ［J］. Pediatric radiology, 2010, 40: 1029 – 1037.

［6］ ADZICK N S, et al. A randomized trial of prenatal versuspostnatal repair of myelomeningocele ［J］. The new England journal of medicine, 2011, 365: 993 – 1004.

［7］ HIROSE S, et al. Fetal surgery for myelomeningocele ［J］. Clinics in perinatology, 2009, 36: 431 – 438.

［8］ OAKESHOTT P, et al. Long – term outcome in open spina bifida ［J］. British journal of general practice, 2003, 3: 632 – 636.

［9］GHI T，et al. Prenatal diagnosis of open and closed spina bifida ［J］. Ultrasound in obstetrics & gynecology，2006，28：5.

［10］NAGARAJ U D，et al. Differentiating closed versus open spinal dysraphisms on fetal MRI ［J］. American journal of roentgenology，2016，207：1316 – 1323.

［11］修波. 脊柱裂研究进展 ［J］. 中华神经外科疾病研究杂志，2017，16：97 – 100.

（陈凤英　杨朝湘）

第四节　闭合性脊柱闭合不全

病例 1

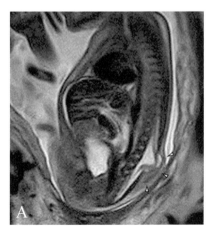
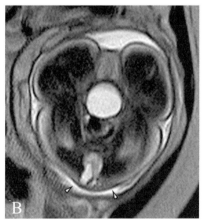

图 17 – 10　脂肪脊髓脊膜膨出（由上海市儿童医学中心提供）

[产前资料]

孕 29 周，产前超声提示胎儿脊膜膨出。

[MRI 表现与分析]

A、B 图：T2WI 矢状位及轴位示胎儿脊柱下腰段椎管后部椎板缺损，自缺损处向后膨出一包块影（箭头示）。其内可见高信号的脑脊液及呈等—低信号的脊髓、脊膜和脂肪组织，其后可见皮肤覆盖。缺损处椎管内蛛网膜下腔明显增宽，脊髓呈栓系延长改变。

病例 2

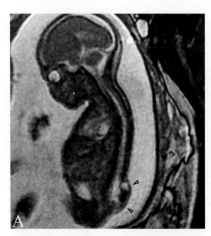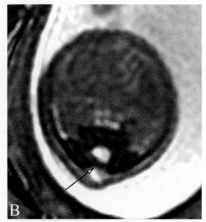

图 17－11　脂肪脊髓脊膜膨出

[产前资料]

孕 24 周，产前超声提示胎儿腰骶部脊柱裂并囊性包块。

[MRI 表现与分析]

A 图：T2WI 矢状位示胎儿脊柱腰骶段椎管后部椎板缺损，自缺损处向后膨出异常包块影（箭头示）。其内可见高信号的脑脊液及呈等—低信号的脊髓、脊膜和脂肪组织。

B 图：T2WI 轴位示脊髓及脂肪组织自椎弓缺损处向后疝出（箭示）。膨出的包块可见皮肤覆盖。

病例 3

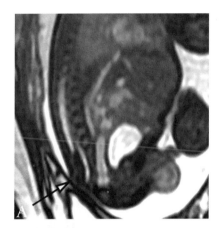

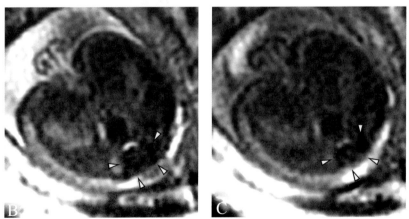

图 17 - 12　脂肪脊髓膨出

[产前资料]

孕 32 周，产前超声提示胎儿脊柱裂、骶椎管内脂肪瘤。

[MRI 表现与分析]

A 图：T2WI 矢状位示胎儿骶椎管内团块状异常等—低信号影伴脊髓栓系（箭示）。

B、C 图：T2WI 轴位连续层面示胎儿骶管内团块状异常等—低信号影（脊髓及脂肪组织）自骶管后部缺损处膨出至皮下（箭头示），不伴脑脊液膨出。

病例4

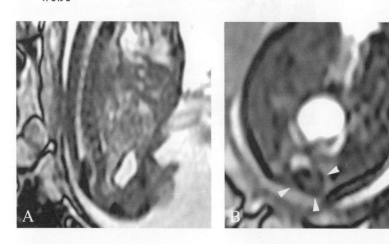

图 17 - 13　脂肪脊髓膨出

[产前资料]

孕 27 周，产前超声提示胎儿脊柱裂。

[MRI 表现与分析]

A 图：T2WI 矢状位示胎儿骶管内团块状异常等—低信号影伴脊髓栓系。

B 图：T2WI 轴位示胎儿骶管内团块状异常低信号影自骶管后部偏左缺损处膨出（箭头示）。膨出包块后有皮肤覆盖。

病例 5

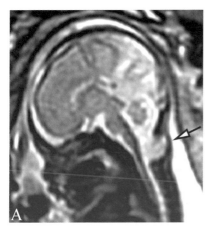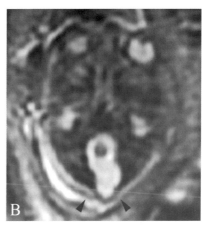

图 17 - 14　脊膜膨出

[产前资料]

孕 26 周，产前超声提示胎儿脑膜膨出。

[MRI 表现与分析]

A 图：T2WI 矢状位示胎儿枕骨大孔下方颈椎上端椎板缺损。脊膜及脑脊液自缺损处向后膨出（箭示）。膨出包块有完整皮肤覆盖。

B 图：T2WI 轴位示自颈椎管膨出的囊性包块。膨出包块后有皮肤覆盖（箭头示）。

病例 6

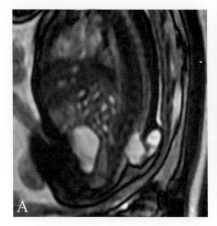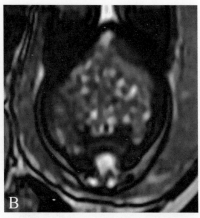

图 17 – 15　脊髓囊状膨出

[产前资料]

孕 34 周, 产前超声提示胎儿闭合性脊柱裂合并脊膜脊髓膨出。

[MRI 表现与分析]

A 图: T2WI 矢状位示胎儿脊柱腰骶段椎板缺损, 脊膜脊髓组织自缺损处向后膨出。膨出的脊髓远端呈特征性的"人"字形。"人"字形低信号影的两侧为异常增宽的蛛网膜下腔, 中间为与脊髓中央管相通的囊性膨大改变。

B 图: T2WI 轴位示自椎管缺损处膨出的囊性包块, 内见脊髓脊膜组织及脑脊液。膨出包块有完整皮肤覆盖。

病例 7

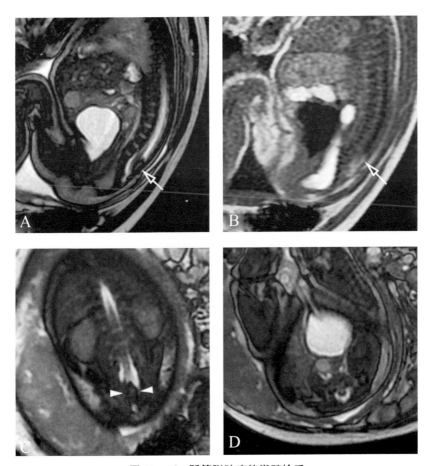

图 17 - 16　骶管脂肪瘤伴脊髓栓系

[产前资料]

孕 37 周，产前超声提示胎儿骶管内异常回声。

[MRI 表现与分析]

A 图：T2WI 矢状位示胎儿骶管内团块状异常等—低信号影（箭

示），伴脊髓栓系。

B 图：T1WI 矢状位与 A 图同层面示胎儿骶管内病变呈与皮下脂肪相同的高信号（箭示）。

C 图：T2WI 冠状位示胎儿骶管内病变呈沿骶管纵向分布的条状（箭头示）。

D 图：T2WI 轴位示脊髓因栓系而下移至骶管内。骶管形态完整，未见缺损。

病例 8

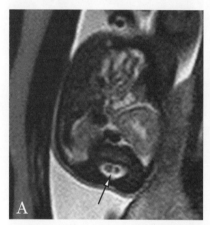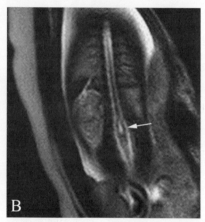

图 17-17　脊髓纵裂

[产前资料]

孕 27 周，产前超声提示胎儿腰骶脊柱排列不齐。

[MRI 表现与分析]

A 图：T2WI 轴位示胎儿脊髓从中央分裂成左右两部分（箭示）。

B 图：T2WI 冠状位示胎儿脊髓远端纵向分裂，中央分隔呈高信号（箭示）。

[鉴别诊断]

脊膜膨出需与脊髓脊膜膨出、骶尾部畸胎瘤、脊髓囊状膨出及脂肪脊髓脊膜膨出相鉴别。脂肪脊髓膨出需与椎管内脂肪瘤相鉴别。脊髓囊状膨出需与骶尾部畸胎瘤和 Currarino 综合征相鉴别。曾有报道称脊髓囊状膨出在晚孕期可合并 Chiari 畸形，此时需与脊髓脊膜膨出相鉴别。鉴别的关键在于明确膨出物有无皮肤覆盖。

[延展阅读]

闭合性脊柱闭合不全（closed spinal dysraphism）或脊柱闭合性神经管缺陷（closed neural tube defects）于脊柱缺损及膨出包块处有皮肤覆盖，无神经组织外露及脑脊液渗漏，通常不伴有 Chiari 畸形。根据病变处有无皮下包块，可分为有包块型和无包块型。

有包块型闭合性脊柱闭合不全包括以下 4 种：①脂肪脊髓脊膜膨出（lipomyelomeningocele）：椎管内有异常脂肪组织包裹着神经组织自椎管缺损处向外膨出，并伴有蛛网膜下腔扩大和脑脊液膨出；②脂肪脊髓膨出（lipomyelocele）：自椎管缺损向外膨出的包块内含脂肪组织和神经纤维组织，无脑脊液；③脊膜膨出（meningocele）：膨出至皮下的包块内仅有脊膜和脑脊液，无其他组织成分；④脊髓囊状膨出（myelocystocele）：脊髓末端中央管积水扩大并经椎管缺损处向外膨出，所形成的皮下包块内含脑脊液、脊髓神经组织和脊膜。

无包块型闭合性脊柱闭合不全又称隐性脊柱裂，常见的有以下几种：①脊髓纵裂（split cord malformation）：脊髓局部被纤维性、软骨性或骨性分隔分成两个对称或不对称的部分。②硬膜内与终丝脂肪瘤（intradural and filar lipomas）：椎管内脂肪瘤通常位于脊髓或终丝表面，可浸润到神经组织内。常致脊髓栓系与脊髓圆锥低位。③皮毛窦（dermal sinus）：自皮肤表面向深部形成窦道，伴或不伴毛发。窦道可局限于皮下组织，也可经脊柱裂与椎管相通。④尾部退化综合征（caudal regression syndrome）：多表现为尾端椎体和脊髓神经组织缺如。可伴有下肢、肛肠及泌尿生殖系统畸形。

产前 MRI 通过矢状位、冠状位和轴位相结合，可明确脊柱闭合不全处有无皮肤覆盖。通过 T2WI 序列与 T1WI 相结合，观察椎体骨质缺损和脊髓情况、病变处有无膨出和有无异常脂肪组织，以及病变组织与椎管的关系，以明确是何种闭合性脊柱闭合不全。病变不同组织有着各自的信号特征：脑脊液呈均匀长 T1 长 T2 信号；脊髓、终丝及脊膜呈 T2 中等或稍低信号；脂肪在 T1WI 上呈高信号，在 T2WI 上，尤其是亮血序列上，因受化学位移效应等因素的影响，周缘部分常呈低信号，中央部分仍呈与皮下脂肪相仿的信号。

虽然闭合性脊柱闭合不全通常不伴有 Chiari 畸形。但据文献报道，有少部分可伴发 Chiari 畸形，尤其是有包块型。因此，产前 MRI 诊断时需要注意后颅窝情况。此外，还需注意扫描层面内胎儿腹盆腔脏器的情况，以免遗漏可能伴发的生殖泌尿系统畸形。

闭合性脊柱闭合不全的预后整体要好于开放性。部分病例，如脊膜膨出，胎儿生后可无明显临床症状。但伴有脊髓栓系者，从长期来看，患儿会随着年龄的增长逐渐出现肠道和膀胱控制功能障碍、肢体痉挛等神经功能受损症状。因此，胎儿出生后一般应尽早手术，以修复椎管缺损和保留脊髓神经功能。

参考文献

［1］SIMON E M . MRI of the fetal spine ［J］. Pediatric radiology, 2004, 34: 712 – 719.

［2］CORNETTE L, et al. Closed spinal dysraphism: a review on diagnosis and treatment in infancy ［J］. European journal of paediatric neurology, 1998, 2: 179 – 185.

［3］SIMON E M, et al. Prenatal and postnatal imaging of spinal dysraphism ［J］. Seminars in roentgenology, 2004, 39: 182 – 195.

［4］BULAS D. Fetal evaluation of spine dysraphism ［J］. Pediatric radiology, 2010, 40: 1029 – 1037.

［5］ DUCZKOWSKA A, et al. Magnetic resonance imaging in the evaluation of the fetal spinal canal contents ［J］. Brain and development, 2011, 33: 10 – 20.

［6］ ZUGAZAGA C A, et al. Magnetic resonance imaging in the prenatal diagnosis of neural tube defects ［J］. Insights imaging, 2013, 4: 225 – 237.

［7］ KOROSTYSHEVSKAYA A, et al. Fetal diastematomyelia associated with vertebral malformation: ultrasound, MRI, and pathomorphological findings ［J］. Journal of medical ultrasonics, 2015, 42: 559 – 563.

［8］ GHI T, et al. Prenatal diagnosis of open and closed spina bifida ［J］. Ultrasound in obstetrics & gynecology, 2006, 28: 5.

［9］ NAGARAJ U D, et al. Differentiating closed versus open spinal dysraphisms on fetal MRI ［J］. American journal of roentgenology, 2016, 207: 1316 – 1323.

［10］ MCCOMB J G. A practical clinical classification of spinal neural tube defects ［J］. Child's nervous system, 2015, 31: 1641 – 1657.

［11］ TANDON V, et al. Terminal myelocystocele: a series of 30 cases and review of the literature ［J］. Pediatric neurosurgery, 2012, 48: 229 – 235.

［12］ 修波. 实用脊神经管畸形分型及其临床意义 ［J］. 中华神经外科疾病研究杂志, 2017, 16: 393 – 396.

（陈凤英 杨朝湘）